未来の医師を救う

医療事故調査制度とは何か

改訂版

小田原良治
ODAWARA RYOJI

幻冬舎MC

改訂版　未来の医師を救う
医療事故調査制度とは何か

目次

初版序文

はじめに

筆者は、１９８６年（昭和61年）日本医療法人協会評議員、１９９５年（平成7年）同理事、２０００年（平成12年）からは同常務理事を務めてきたが、この間、医業税制、医療法人制度に関与してきた。日本医療法人協会の主たるフィールドが税制・医業経営であったこともあり、法務・医療安全には直接関与してこなかった。学生時代も真面目に法学の勉強はしなかったし、面倒な法律文書など見る気もしなかった。そんな筆者が、医師法第21条問題・医療事故調査制度に直接関与し、憲法・刑法・行政法の教科書を読むことになろうとは、まことに皮肉なことであった。

２００６年（平成18年）の福島県立大野病院事件医師逮捕の映像を見て、筆者は憤りを感じた。地方の医療機関の一人医長という立場はかつて自分も経験してきたポジションである。待ったなしの救急患者に必死に対応していたが、何事もなくこれたのは、ある意味幸運であったとしかいいようがない。そのため福島県立大野病院事件は将に身につまされるものがあった。「これでは手術などできなくなる」。これが当時抱いた正直な感想である。

それまでは医師法第21条の規定など筆者は知らなかった。これ以降、医師法第21条というものに関心を持つようになったのである。

2008年（平成20年）、厚労省第3次試案が公表された。筆者はこの第3次試案に危険を感じた。筆者の妻は内科医であり、食卓では医師法第21条や第3次試案について諸々話をしていた。あるとき、妻が、「井上清成弁護士を知ってる？」と尋ねたのである。筆者は知らなかったが、筆者が言っているのと同じようなことをネットで書いているという。ネットで検索し、井上清成弁護士の講演会に参加することとした。これが、筆者が井上清成弁護士を知ったきっかけである。

その後、筆者の具申により、日本医療法人協会（豊田尭会長《当時》）内に「死因究明制度等検討委員会」が立ち上げられて、筆者も委員となった。筆者の推薦で井上清成弁護士が講師として招かれることとなり、それが井上清成弁護士と日本医療法人協会のつながりとなった。「死因究明制度等検討委員会」は、日野頌三会長時に「医療安全調査部会」と名前が変わり存続することとなり、井上清成弁護士が日本医療法人協会の顧問弁護士となることになったのである。

筆者らが反対した第3次試案・大綱案は、政権交代とともに店晒しとなっていたが、2012年（平成24年）2月、民主党政権下にて、「医療事故調査・あり方検討部会」として再浮上してくるのである。そして同年5月、四面楚歌のなか、筆者が日本医療法人協会医療安全調査部会長に就任することとなる。これは孤軍の舵取りを任されたものであり、敗戦処理投手のような立場であった。筆者はショートリリーフのつもりで引き受けたのであるが、これが、想定外の長い厳しいバトルの始まりであった。

行きがかり上、筆者は法律の教科書を読んだ。しかし、素人は素人である。終始、顧問の井上清成弁護士と協議しながら進むことを心がけた。お互い日程的な問題もあったが、事前あるいは事後にメールで協議を行うようにした。このようにして、日本医療法人協会案をベースとして、２０１３年（平成25年）１月23日には四病協（四病院団体連絡協議会）合意、２月22日には日病協（日本病院団体協議会）合意に至るのである。これで、筆者の仕事は終わったと思ったのも束の間、厚労省が強引に「医療事故に係る調査の仕組み等に関する基本的あり方」をとりまとめたのをきっかけに、厚労省との長くハードな協議に入るのである。厚労省との協議には必ず井上清成弁護士と同席することとした。生兵法は怪我の基である。大丈夫と思われる些細なことにも可能な限り二人で臨んだ。一区切り、一区切り、先が見えた時点で日野頌三会長（当時）に報告した。微妙なやりとりが多かっただけに、ほとんどが事後報告となった。黙って任せてくれた日野頌三会長（当時）あったればこその成果であったと思っている。

厚労省に二川一男医政局長（当時）、土生栄二総務課長（当時）、大坪寛子医療安全推進室長（当時）の方々が存在したことも医療事故調査制度の創設に欠かせなかった。さらにメーリングリスト等を通じて、陰ながら支えてくれた全国の心ある人々のおかげで、なんとか走り切ることができた。

また、医療事故調査制度論議の過程での大きな成果は、医師法第21条が「外表異状」で確定したことである。2012年（平成24年）10月26日の田原克志医事課長（当時）発言、2014年（平成26年）3月8日の大坪寛子医療安全推進室長（当時）発言、さらに同年6月10日の田村憲久厚労大臣（当時）発言で「外表異状」が確定的となったのである。田邉昇医師・弁護士、佐藤一樹医師の全面的協力によることは言うまでもない。東京保険医協会の協力も大きなものがあった。幸運にも、ここに書き尽くせないいろいろな人々との出会いがあったおかげで、職責を果たし得たと思っている。

肉体的にも精神的にもハードな状況で、よくぞ走り切ったと思う。振り返ってみれば、それでも医師への途を選んでくれた子供たちへの想いを避けて通ることはできないであろう。われわれ夫婦の姿を見て育った子供たちが医師という職業を選んだことを悔いる日が来るのは、痛恨の極みである。われわれ世代の安易な対応が、次世代の医師の生き甲斐を奪ってはならない。子供たちの将来あったればこそ、ここまで頑張れたのかもしれない。

本書は、医療事故調査制度創設の趣旨が将来誤解されることがないよう、また、あらぬ方向に誘導されることがないよう、医療事故調査制度創設に至る経緯を後進に引き継ぐために著したものであり、鹿児島市医報に連載された「シリーズ医療事故調査制度とその周辺」に加除修正を加えてとりまとめた。四病院団体の一角である日本医療法人協会の医療安全部会長（旧医療安全調査部会長）として奮闘し、やっと一定の成果を得て一区切りついた筆者が、筆者個人の目で見てきたことを書き綴ったものである。医療事故調査制度の趣旨、創設の経緯について、本書がいささかでも医療現場の、また、後進の参考になれば幸いである。

改訂版序文

２０２３年（令和5年）11月11日、鹿児島県医療法人協会設立60周年記念講演会で、橋本岳衆議院議員が鹿児島を「事故調の聖地」と呼んだ。実際、医療事故調査制度は、鹿児島でさまざまな進展があった。大坪寛子医療安全推進室長が、医師法第21条について、「外表異状」と発言し、同時に、本制度のスイッチを入れる（センター報告判断）のが管理者であることを明確にしたのも鹿児島の講演会である。当時の厚労省案に問題があるとの保岡興治元法務大臣の飛び入り発言があったのも鹿児島である。「医療事故調査制度の施行に係る検討会」とりまとめをそのまま省令・通知にすることが明確になったのも、鹿児島での土生栄二総務課長講演であった。現場の医療を守る会と日本医療法人協会が医療事故調査制度についてコラボすることを決めたのも鹿児島である。医療事故調査制度と医師法第21条に関し、鹿児島で多くの新たな進展があった。

２０２３年には、再び、医療事故調査制度に関わる多くの問題が発生した。これらの原因は医療事故調査制度の誤解にあり、誤解を招くような研修を繰り返している日本医療安全調査機構に責任がある。医療事故調査制度創設時に立ち返り、正確な制度理解をすべきことを担当の厚労省医療安全推進・医務指導室と協議を重ね、8月27日、梅木和宣室長、井上清成弁護士と共に、鹿児島で鼎談（ていだん）を行うことにより医療事故調査制度の趣旨の再確認を行った。鹿児島は「事故調の聖地」と言ってもよさそうである。

医療事故調査制度については、２０１４年6月25日に改正医療法が成立。同年11月14日には、省令・通知作成のための「医療事故調査制度の施行に係る検討会」が開催され、２０１５年3月20日には検討会とりまとめ「医療事故調査制度の施行に係る検討」が公表された。5月8日には、「医療事故調査制度の施行に係る検討」をそのまま反映させた厚労省令１００号・医政局長通知が出され、5月25日には、厚労省Q＆Aも出されて、医療事故調査制度が創設された。医療事故調査制度は同年10月1日に施行された。医療事故調査制度は医療法附則第2条第2項の規定により２０１６年6月24日に「見直し」が行われたが、制度そのものは、われわれの見込みどおり順調に推移していると思われる。

ところが、医療事故調査・支援センター（以下、センター）機能を有する日本医療安全調査機構は、センター報告数が少ないとか、医療事故疑いも報告対象であるとかいう誤った広報を繰り返している。制度を運営しているセンターの誤解を招くような研修により、医療現場は混乱している。

制度創設後、日本医療法人協会・鹿児島県医療法人協会は、支援団体として、「医療事故」に該当するか否かの相談を受けてきた。そのとき感じたのは、日本医療安全調査機構の研修の問題点の多さである。しかし、一方、解釈困難とされた事例は、「医療事故調査制度の施行に係る検討会」の審議過程を知れば、容易に解決できるものでもあった。

厚労省ＨＰ上の「医療事故調査制度の施行に係る検討会」記録は膨大である。とりあえず拙著『未来の医師を救う医療事故調査制度とは何か』（幻冬舎、２０１８）を読むことを勧めてきた。ところが、「本が手に入らない」との意見をいただくようになった。「医療事故調査制度の施行に係る検討会」の審議内容はぜひとも知ってほしい。同書の増刷を打診した。そのときに、改訂版を出してはどうかという話をいただいた。私の個人的都合で２０２４年6月末脱稿を目標に、改訂版出版に踏み出すこととした。初版の「医療事故調査制度の施行に係る検討会」のやりとりについては、当時のぴりぴりした空気を少しでも伝えたいと考え、主要部分は、ほぼ、そのままの形で掲載することとした。第1章には、医療事故調査制度創設のきっかけとなった医師法第21条について概略を記した。医師法第21条問題は、すでに解決したので、要点を把握してほしい。また、第2章には、医療事故調査制度創設の全体像を把握するために、本制度の1丁目1番地である「医療事故の定義」を中心に、医療事故調査制度の概略を記した。第2章に目を通すことにより、医療事故調査制度の概要を把握できるものと思う。第1章及び第2章を念頭に置いて、第4章の「医療事故調査制度の施行に係る検討会」のやりとりを読んでいただければ、当時、何が争点だったのか、本制度をどのように解釈すればいいのか、日本医療安全調査機構の研修を鵜呑みにはできないということに気づかれるであろう。

私としては、医療事故調査制度創設に体を張ったとの思いがある。後進に自慢できる良い医療事故調査制度に出来上がった。何よりも、自分の子供たちに胸を張れる仕事ができたと思っている。医療事故調査制度創設の発端であった「医師法第21条問題」も、結果的に、法解釈の問題として解決できた。医療事故調査制度が時間とともにわが国に根づくことを望んでいる。

ところが、本改訂版出版を検討している最中に、医療事故調査制度が想定していなかった問題が発生した。院内医療事故調査報告書公表・公開と医療事故調査委員会委員長の記者会見である。医療事故調査制度の根幹を揺るがす違反行為が公然と行われた。事故調査委員長は、日本医療安全調査機構の中核メンバーである。本事故調査は、日本医療安全調査機構の指導で行われている。日本医療安全調査機構が、医療事故調査制度の運営主体として不適任であることが露呈したと言わざるを得ない。医療法附則第2条第2項の規定で医療事故調査制度はすでに見直しが行われた。医師法第21条問題も解決した。いまだに見直しが実行されていないのが医療事故調査・支援センターの改革である。これを機に、医療現場に正しい情報を提供していない医療事故調査・支援センターは解体的改革を行うべきであろう。あるいは、日本医療安全調査機構に代わる他のセンターの設立を模索するときかもしれない。

医療事故調査制度創設に関わった者として、医療事故調査制度がこのまま定着し、我が国の医療安全が高まることを期待し、後進の医療関係者には、われわれが体を張ってつくり上げた現場中心の医療事故調査制度を権威主義的な第3次試案・大綱案的制度に引き戻すことのないように警鐘を鳴らしておきたい。本改訂版でも、十分に意を尽くせなかった思いもあるが、本書が少しでも読者の参考となれば、望外の喜びである。

最後に、医療事故調査制度創設時から、共に行動していただいた方々、協力あるいは激励いただいた方々に謝意を表するとともに、われわれの意見に耳を傾けていただいた厚労省の方々に感謝申し上げたい。

第1章　医師法第21条（異状死体等の届出義務）について
―医師法第21条は、異状死の届出義務ではない―

（1）医師法第21条に関する歴史的経緯

医師法第21条は、１９０６年（明治39年）の旧医師法施行規則第9条に始まる。現在と、ほぼ、同じ内容だが「異常」の文字が使われている。１９４２年（昭和17年）、国民医療法施行規則第31条となったときに、「異常」の文字が、状態を表す「異状」に替わっている。その後、１９４８年（昭和23年）に現在の医師法第21条となった。

旧厚生省も警察庁も旧内務省の一部であった。１９４７年（昭和22年）、日本国憲法が制定されたが、このとき、ＧＨＱの命令で旧内務省は解体された。戦後の混乱期で旧内務省解体という騒動の最中に制定された医師法第21条には、「異状死体等の届出義務」という警察への協力規定が残された。当時は身元不明死体等が多かった時代であり、警察への協力が欠かせなかったのであろう。

（2）医師法第21条（異状死体等の届出義務）

医師法第21条は、「異状死体等の届出義務」として知られてきた。医師法第21条問題は、完全な法律の解釈の問題であり、臨床医にとっては重大な問題である。臨床医にとって、患者の死亡に立ち合うのは日常茶飯事であるが、この患者看取りが、医師法第21条違反として警察の捜査対象となれば、たまったものではない。医師法第21条の届出が警察捜査の端緒となって、業務上過失致死罪に問われかねないのである。医師法第21条の条文は「医師は、死体又は妊娠4月以上の死産児を検案して異状があると認めたときは、24時間以内に所轄の警察署に届け出なければならない。」となっている。この条文の表現のとおり、医師法第21条は、「異状死体等の届出義務」であり、「異状死の届出義務」ではない。ところが、「異状死の届出義務」と誤解して、法医学会異状死ガイドラインにのっとって判断すれば、日常診療の法的リスクが限りなく増大する。外科・産科・循環器科・消化器科等のリスクを伴う医療は、一歩間違えば、逮捕・起訴される危険があり、安心して診療が行えなくなってしまうであろう。現に、福島県立大野病院事件では、産科医逮捕映像がテレビで流され、当時大問題となった。過去の問題ではなく、現在でも医事紛争が、刑事告訴に至ったとの話を耳にする。

用語としても、「死体」（dead body）と「死」（death）は別物である。旧字体では、「屍」と「死」を使い分けることにより、「死体」と「死亡」を区別していたが、新字体になってから「死体」と「死亡」の区別が分かりにくくなった。医師法第21条は、旧国民医療法の時代から一貫して「異状死体等の届出義務」であり、旧法時代には、「屍」あるいは「屍体」と記載され、「死体」であることが明瞭に示されていた。「異状死体」とは、その名のとおり、死体の「異状な状態」を示しているのであり、「死」という人間の「経過」の異常を表しているのではない。すなわち、医師法第21条が求めているのは、「異状死」の届出ではなく、あくまでも「異状な死体」の存在の届出である。

（3）異状死体の届出義務に関わる判例

医師法第21条は、もともと、警察捜査への協力規定であり、この法律が問題となることもなかったので、判例も少ない。旧法時代の判例としては、大正7年大審院判決があるが、現在の条文となってからの判決として著名なものは昭和44年東京地裁八王子支部判決、東京都立広尾病院事件判決、福島県立大野病院事件判決ぐらいである。医師法第21条の解釈を確定させたのは、東京都立広尾病院事件最高裁判決である。東京都立広尾病院事件最高裁判決は、医師法第21条の解釈を確定させた重要な判決なので（5）項で詳述したい。

（4）異状死と異状死体

法医学会「異状死ガイドライン」は元来、臓器移植推進のためにつくられたガイドラインであるという。同「異状死」ガイドラインは、「病気になり診療をうけつつ、診断されているその病気で死亡することが『ふつうの死』であり、これ以外は『異状死』」と定義している。この「異状死」に該当するものとして、【1】外因による死亡（診療の有無、診療の期間を問わない）、【2】外因による傷害の続発症、あるいは後遺障害による死亡、【3】前記【1】または【2】の疑いがあるもの、【4】診療行為に関連した予期しない死亡、およびその疑いがあるものを挙げている。極めて広範囲のものが「異状死」に該当する。しかし、これは法医学会という一学会の見解に過ぎない。「異状死」とは、「異常な経過をたどった『死』」であり、「異常な死体の状態」を表したものではない。一方、「異状死体」とは、「死体」の異常な状態を表したものであり、「異状」の文字がそのことを明確に示している。昭和44年東京地裁八王子支部判決も、医師法第21条にいう死体の異状とは、死因についての「病理学的異状」ではなく、死体に関する「法医学的異状」であると述べている。厚労省が、死亡診断書（死体検案書）記入マニュアルに「『異状死』ガイドライン等参考」の文字を記載したことや、国立病院等宛てに出された「リスクマネージメントマニュアル作成指針」が全医療機関宛てに出された通知と誤解されたことにより、医師法第21条に基づく警察届出が急増した（図1－1）。この広範囲に過ぎる定義が萎縮医療の原因となり、リスク医療を回避する動きとなった。医師のリスク医療からの立ち去りにより、「医療崩壊」が起こったのである。この医師法第21条の解釈の誤解が契機となり、医療事故調査制度創設の動きとなった。この医療事故調査制度創設の経緯の中で、医師法第21条の解釈も確定したのである。

(5) 東京都立広尾病院事件最高裁判決

人の一生の経過の中の、あるいは病気の経過の中の終局が「死（死亡）」である。この「死（死亡）」を証明するものが死亡診断書である。一方、その場に存在する「死体」を見分して、すでに死亡した「死体」であることを証明するものが死体検案書である。死体を見分するに際しては、その死体が犯罪等との関わりがある可能性もあるので、「死体」に異

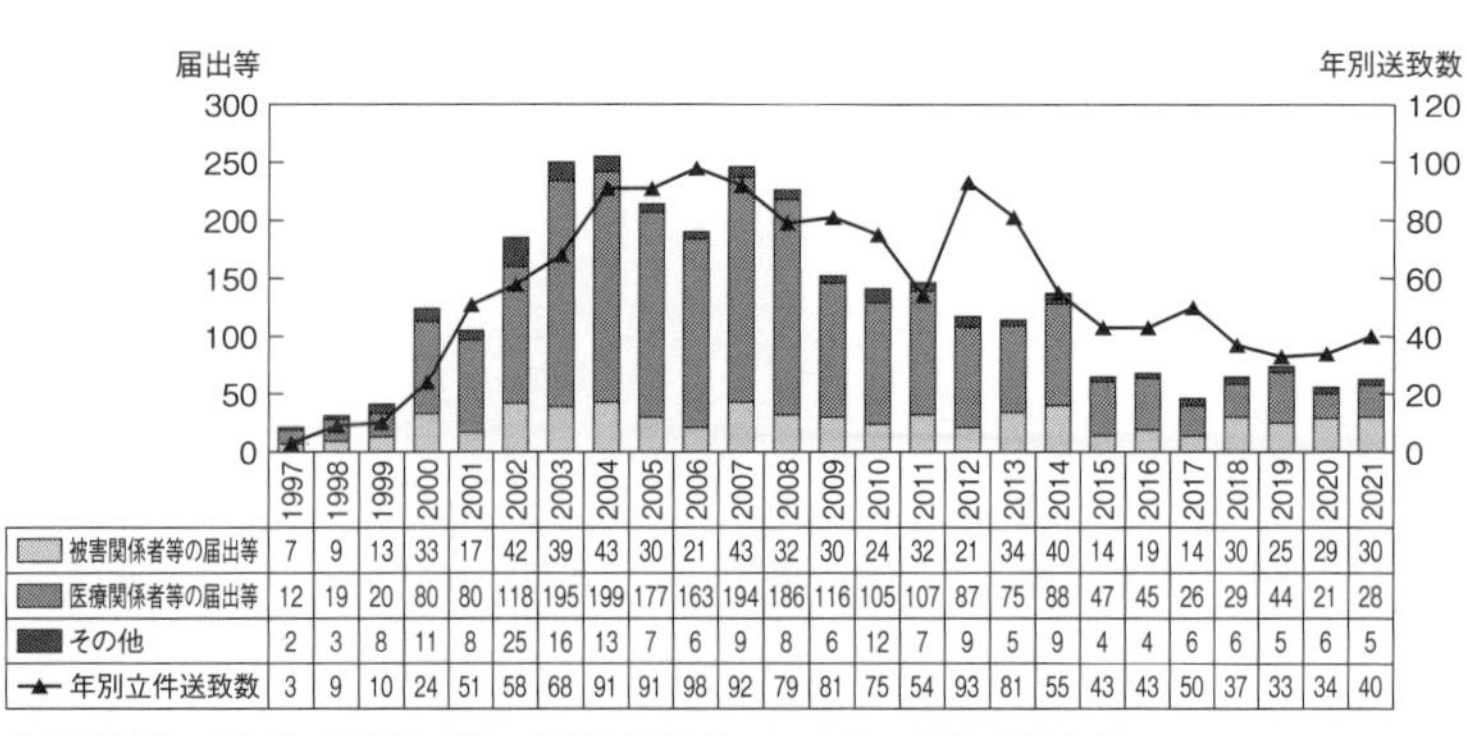

	1997	1998	1999	2000	2001	2002	2003	2004	2005	2006	2007	2008	2009	2010	2011	2012	2013	2014	2015	2016	2017	2018	2019	2020	2021
被害関係者等の届出等	7	9	13	33	17	42	39	43	30	21	43	32	30	24	32	21	34	40	14	19	14	30	25	29	30
医療関係者等の届出等	12	19	20	80	80	118	195	199	177	163	194	186	116	105	107	87	75	88	47	45	26	29	44	21	28
その他	2	3	8	11	8	25	16	13	7	6	9	8	6	12	7	9	5	9	4	4	6	6	5	6	5
年別立件送致数	3	9	10	24	51	58	68	91	91	98	92	79	81	75	54	93	81	55	43	43	50	37	33	34	40

被害関係者等の届出等：被害者、遺族、代理人弁護人等からの届出、告訴、相談を含む。
医療関係者等の届出等：医師、看護師、事務長、院長等からの届出、相談を含む。
その他　　　　　　　：上記以外（報道記事等からの情報入手等）。
年別送致数　　　　　：届出等を受けた年に関わりなく、1年間に送致・送付された数。

図1-1　医療事故関係届出等件数と送致数の推移（警察庁による）

状を認めた場合には警察に協力するように定められたものが医師法第21条の規定である。したがって、医師法第21条には「異常」ではなく、状態を現す「異状」の文字が使われている。この死亡診断書と死体検案書の関係、検案の意義、異状とは何かが争われたのが東京都立広尾病院事件裁判である。医師法第21条についての要の判例なので詳述したい。

この事件は、都立病院で、看護師がヘパリン加生理食塩水と消毒液を間違えて注入し、患者が死亡した事件である。この死亡した患者の右腕の点滴部分には、静脈に沿って、赤い色素沈着が認められた。同病院の院長が医師法第21条違反で起訴された。同院長は、1審、2審ともに有罪となり、上告したものである。

上告審の争点は(1)生前に患者であった者について死後見分することは、「検案」に当たるか否か、ということと、(2)仮に、生前に患者であった者に対して行う死後の見分が「検案」に当たるとしても、業務上過失致死等の刑事責任を負うおそれのある者に警察への届出義務を課すことは、憲法第38条1項の自己負罪拒否特権に違反するのではないか、ということであった。(1)について、法医学用語辞典等では、『検案』とは、医師が死者の外表検査により死因や死因の種類を判定する業務」とされていたが、この死者に、診療中の患者であった者が含まれるか否かが問題となった。当時は、「死体検案書」と「死亡診断書」の使い分けに関して、「死体検案書」は、原則として、診療中の患者以外の者が死亡した場合に作成されるものとされていたのである。

東京都立広尾病院事件判決は、最高裁判決のみではなく刑事事件3判決(東京地裁判決、東京高裁判決、最高裁判決）を一体として解釈することが重要である。３判決ともに「異状」の判断は客観的な「外表異状」であるとする点は共通している。東京地裁判決は死亡診断時点が検案時点であり、届出義務の開始時刻であるとした。東京高裁は、死亡時点での右腕の異常着色は、じっくり見て確認まではしておらず不十分であるとして、東京地裁判決を破棄し、届出義務の起点は病理解剖時点であるとした。東京高裁は、争点となった「検案」の意義について「死体の『検案』とは、医師が、死亡した者が診療中の患者であったか否かを問わず、死因を判定するためにその死体の外表を検査すること」と、裁判所としての見解を示している。

最高裁判所は、この東京高裁判決を支持した。重要な判決なので、最高裁判決要旨を次に記載する。最高裁判決は、「【要旨１】医師法第21条にいう死体の「検案」とは、医師が死因等を判定するために死体の外表を検査することをいい、当該死体が自己の診療していた患者のものであるか否かを問わない。【要旨２】死体を検案して異状を認めた医師は、自己がその死因等につき診療行為における業務上過失致死等の罪責を問われるおそれがある場合にも、医師法第21条の届出義務を負うとすることは、憲法第38条１項に違反しない。」というものである。

従来、この最高裁判決の【要旨２】部分が注目されてきたことから医療現場では混乱が続いたが、最高裁判決のみではなく、高裁判決と一体として見れば、【要旨１】部分に重点があることが分かる。詳述すれば、【要旨１】前段は、「検案」の定義であり、異状の判断は、「外表異状」によることを示している。これを受けて【要旨1】後段では、検案の対象となる死体は、自己の診療していた患者のものか否かは問わないとした。【要旨2】は【要旨1】を前提としての考察であり、「合憲限定解釈」という手法で医師法第21条の条文が憲法違反となることを回避したものである。

最高裁判決の要旨をまとめると、「①医師法第21条にいう死体の『検案』とは、医師が死因等を判定するために死体の外表を検査することである。②これは当該死体が自己の診療していた患者のものであるか否かに関係はない。③右記①②を前提とすれば、死体を検案して異状を認めた医師に課された、医師法第21条の届出義務は、『単に、異状死体があったということのみの届出であり、自己と死体との関連等を届け出る義務はない』のであるから、医師法第21条の規定は憲法第38条1項（自己負罪拒否特権）に抵触しない」ということである。異状の判断は「外表異状」によるということである。

本最高裁判決【要旨1】後段では、前記②に述べたように医師法第21条は自己が診療していた患者にも及ぶとしているのである。医師法第21条で刑事罰に問われないためにも臨床医こそが医師法第21条の解釈に精通している必要があるであろう。

（6）最高裁判決解釈確定に向けた活動成果

２０１２年10月26日、第8回医療事故に係る調査の仕組み等のあり方に関する検討部会で、厚労省医政局田原克志医事課長が、「異状死体」は、死体の外表を見て判断するものであると発言し、2014年3月8日、鹿児島市で開催された医療を守る法律研究会講演会で、大坪寛子医療安全推進室長が、医師法第21条による届出は、「外表異状」によると発言した。また、同年6月10日、参議院厚生労働委員会において、田村憲久厚生労働大臣が、小池晃議員の質問に答えて、医師法第21条は「外表異状」によることを明言した。その後、一時混乱はあったが、2019年3月13日、衆議院厚労委員会での橋本岳議員質問、3月14日の参議院厚労委員会での足立信也議員質問、3月19日衆議院厚労委員会での国光あやの議員の質問があり、吉田学厚労省医政局長が、それまでの厚労省の「外表異状」の見解を確認するとともに、法医学会異状死ガイドラインは、一学会の見解に過ぎないことを明言し、「厚労省が診療関連死について届け出るべきと言ったことはない」ということを再確認した。厚労省は筆者ら一般社団法人医療法務研究協会の見解を採用、同年4月24日付け厚生労働省医政局医事課事務連絡を発出し、直ちに、「平成31年度版死亡診断書（死体検案書）記入マニュアル」追補版を出した。2022年7月には、医療法学の教科書的存在である『医事法判例百選第3版』（甲斐克則、手島豊編、有斐閣、2022）で、拙著が引用され、筆者の見解が全面的に取り入れられた。医事法判例百選第3版、「事例2異状死体の届出義務」には、「医師法第21条の異状死体届出義務の前提となる死体の『検案』は、『医師が死因等を判定するために死体の外表を検査すること』であり、死体が発見されるに至ったいきさつ、死体発見場所、状況等諸般の事情は一切関係なく、外表に異状がある場合のみを医師法第21条に定める異状死体の届出義務の対象とすることが明確になった」と明記されている。医師法第21条にいう「異状死体」は死体の「外表異状」によることが確定しているのである。

(7) 本章のおわりに

医療界に激震をもたらした医師法第21条問題は、医療事故調査制度と並行して解決に至った。司法的にも行政的にも、さらに関係専門家のコンセンサスとしても解決したのである。医師法第21条問題は、法律条文の解釈論の問題であり、臨床医の問題である。医師法第21条が求めているのは「異状死体」の届出である。すなわち、検案して、外表面に異状のある死体の届出義務である。厚労省が死亡診断書（死体検案書）記入マニュアルに「異状死ガイドライン等参考」の文字を入れたことも大きな問題であったが、厚労省は、2015年版死亡診断書（死体検案書）記入マニュアルで、この文字を削除した。現在、厚労省は、法医学会異状死ガイドラインは一学会の見解に過ぎないことを明言し、医師法第21条の「異状死体」の判断基準は「外表異状」によることを明確にしている。東京都立広尾病院事件の最高裁判決では【要旨1】を重視する考え方が定着した。誤った理解で警察捜査の対象とならないためにも、医師法第21条は、「異状死」ではなく、「異状死体」の届出義務であることを認識しておくことが、臨床医にとって必要なことといえるであろう。なお、２０２４年（令和6年）3月28日、厚労省は令和6年度版死亡診断書（死体検案書）記入マニュアルにおいて、死亡診断又は死体検案に際して、死体に異状が認められない場合は、所轄警察署に届け出る必要がない旨を明記した。

第2章　医療事故調査制度の全体像を理解するために

（Ⅰ）医療事故調査制度でいう医療事故の定義とは

横浜市立大患者取り違え事件、東京都立広尾病院事件、杏林大割り箸事件、東京女子医大人工心肺事件が相次いで発生、医療界への逆風の中、福島県立大野病院事件で医師が逮捕される映像が全国に流されるというショッキングな出来事があり、医師法第21条の脅威が医療界を襲った。リスク医療からの立ち去りが発生、「医療崩壊」の文字が流行語となる事態となった。この状態を解決すべく俎上に上がってきたのが医療事故調査制度である。当時の自民党政権下、第二次試案、第三次試案・大綱案が出された。この第三次試案・大綱案は責任追及の要素が強く、医療関係者、特に臨床医の反発を招いた。

２００４年、東京都立広尾病院事件の最高裁判決が出され、有罪が確定したが、その後、２００８年には杏林大割り箸事件、福島県立大野病院事件が相次いで無罪となり、２００９年には東京女子医大人工心肺事件も無罪となった。

（1）「医療の内」と「医療の外」の切り分け

厚労省第3次試案・大綱案は責任追及の要素が強く、医師法第21条に関して解決策が示されなかったことから批判の的となった。第3次試案・大綱案は政権交代に伴って店晒しとなり消えていった。

民主党政権下、医療事故調査制度の創設に向けて機運が高まった。病院団体は、四病院団体協議会合意、日本病院団体協議会合意により、「医療の内」と「医療の外」を切り分けて解決することに合意。WHOドラフトガイドラインにのっとる形で、責任追及の制度と医療安全の制度を切り分けて解決することを提案した。

当時、医師法第21条、刑法第211条、医療安全が複雑に絡み合い、医師法第21条問題も医療事故調査制度も解決の糸口がつかめなかった。医療崩壊が現実味を帯び、政権も交替し混沌とした状況で、それぞれを整理し、現、医療事故調査制度の理論の根底となったものが、「医療の内」と「医療の外」を切り分ける考え方である。医療事故調査制度の基本的な考え方であるので、若干触れておきたい。

「医療の内」と「医療の外」を切り分ける考え方（図2－1）は日本医療法人協会が提唱し、四病協・日病協合意を得て、病院団体の統一見解となった。WHOドラフトガイドラインは、「学習を目的とした報告制度」と「説明責任を目的とした報告制度」に大別して論じている。病院団体としては図2－1のように「医療の内」と「医療の外」を切り分けて解決を目指した。医療事故調査制度の施行に係る検討会では、「医療の内」の制度として議論が行われた。「医療の内」とは、通常の医療の原点である医療者と患者・家族の信頼の上に成り立つ部分である。医療はハイリスクの複雑系の科学であり、経過中に予期せぬ不幸な事態に立ち至ることもあり得る。この場合でも相互の信頼関係の維持は必要であり、「医療の内」(一連の医療行為内、あるいは医療行為の延長線上)として検証し再発防止に寄与すべきである。これは第一義的に「院内の組織」で検証すべきものである。

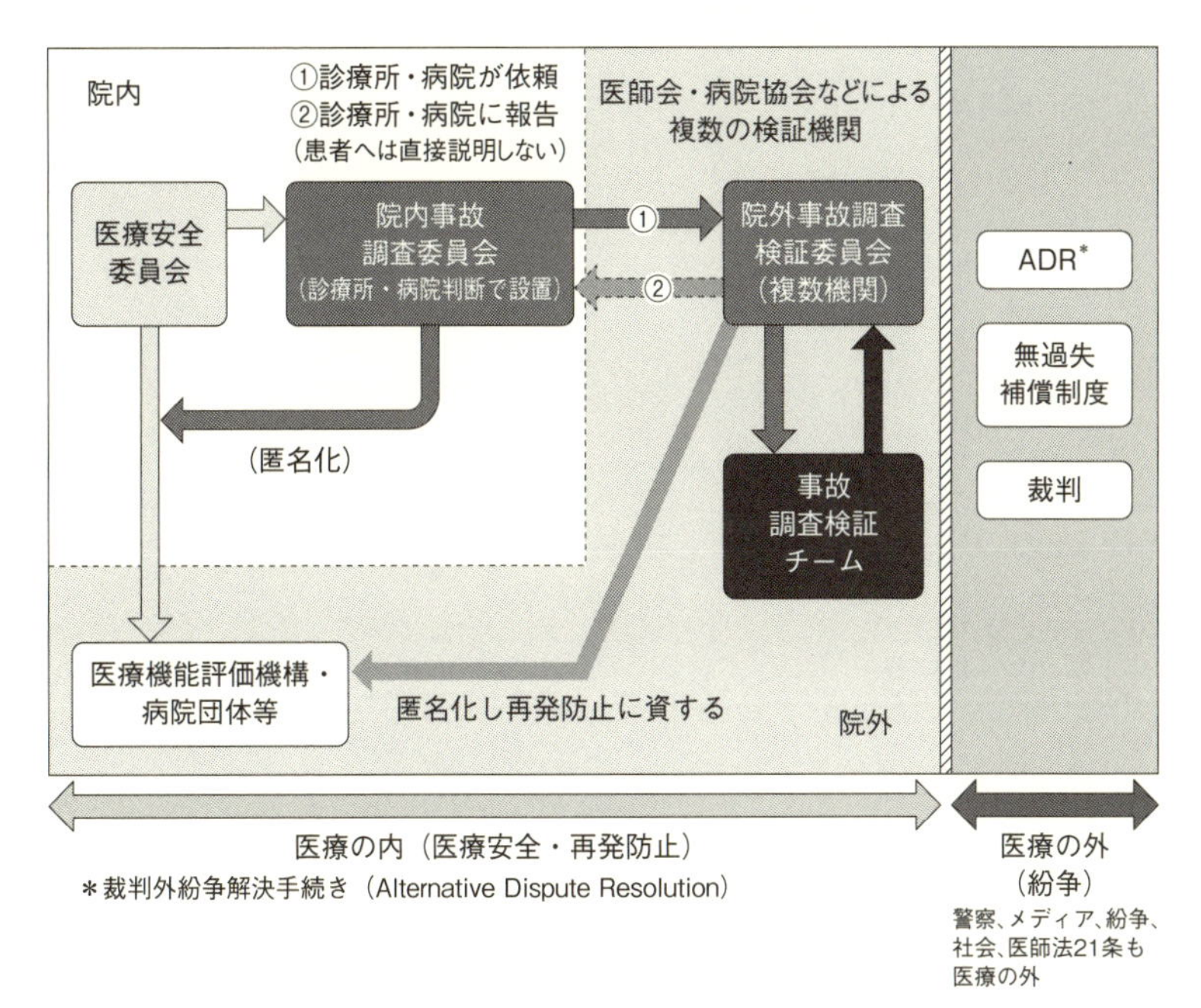

図2-1 基本的な考え方(四病協・日病協合意に基づく概念図)(当時)

日本医療機能評価機構の医療事故情報収集等事業も「医療の内」の仕組みと考えられる。WHOドラフトガイドラインでいうところの「学習を目的とした報告制度」に該当するであろう。現、医療事故調査制度はこの「医療の内」の仕組みとして出来上がった。

一方、医療者と患者・家族の信頼関係が崩れた場合、患者・家族が納得しない場合は、もはや「医療の外」の問題であり、紛争状態であると考えられる。この「医療の内」と「医療の外」の境界が明瞭に線引きされるわけではなく、グレーゾーンが存在することは明白である。このグレーゾーンを図２－１では帯状の境界域で示している。

この「医療の内」と「医療の外」を切り分ける考え方を基本として、現、医療事故調査制度は出来上がっているのである。

(2) 改正医療法と医療事故調査制度の施行に係る検討会

２０１４年６月25日「地域における医療及び介護の総合的な確保を推進するための関係法律の整備等に関する法律」が成立し、医療法が改正された。改正医療法は、医療事故調査制度を医療法第３章「医療安全の確保」の第１節「医療の安全の確保のための措置」として位置づけた。医療事故調査制度は、第３次試案・大綱案からパラダイムシフトして医療安全の制度として医療法上に位置づけられたのである。２０１４年11月14日、省令・通知作成のために「医療事故調査制度の施行に係る検討会」が組織され、筆者も構成員の一端を務めることとなった。この検討会で、たたき台となったのが、「日本医療法人協会医療事故調ガイドライン（現場からの医療事故調ガイドライン検討委員会最終報告）」である。「医療事故調査制度の施行に係る検討会」では、活発な議論が交わされ、２０１５年3月20日、とりまとめ「医療事故調査制度の施行に係る検討について」が公表された。

（3）「医療事故」の定義

1．「医療事故」の定義の条文

改正医療法第6条の10の条文は、「病院、診療所又は助産所（以下この章において「病院等」という。）の管理者は、医療事故（当該病院等に勤務する医療従事者が提供した医療に起因し、又は起因すると疑われる死亡又は死産であって、当該管理者が当該死亡又は死産を予期しなかったものとして厚生労働省令で定めるものをいう。以下この章において同じ。）が発生した場合には、厚生労働省令で定めるところにより、遅滞なく、当該医療事故の日時、場所及び状況その他厚生労働省令で定める事項を第6条の15第1項の医療事故調査・支援センターに報告しなければならない。」となっている。すなわち、「医療事故」の定義は、「当該病院等に勤務する医療従事者が提供した医療に起因し、又は起因すると疑われる死亡又は死産であって、（かつ）当該管理者が当該死亡又は死産を予期しなかったもの」であり（図2－2）、この「医療事故」が発生した場合には、病院の管理者は、遅滞なく、センター報告を行わなければならない。「遅滞なく」とは、正当な理由なく漫然と遅延してはならないのであり、当該事例ごとにできるだけ速やかに報告することが求められている。おおよその目安としては1カ月程度が見込まれている。

医療法第6条の10は、「予期しなかった死亡」要件については、別途省令で定めるとしており、この要件については、「医療事故調査制度の施行に係る検討会」で討議されて決定された。

2.「医療事故」とはどのような事案か

「医療事故」とは、「医療に起因する死亡」要件と「予期しなかった死亡」要件を共に満たすものであり、

論点整理

1．医療事故の定義について
○　医療に起因し、又は起因すると疑われるもの

法律	第6条の10 病院、診療所又は助産所（以下この章において「病院等」という。）の管理者は、医療事故（当該病院等に勤務する医療従事者が提供した医療に起因し、又は起因すると疑われる死亡又は死産であつて、当該管理者が当該死亡又は死産を予期しなかつたものとして厚生労働省令で定めるものをいう。以下この章において同じ。）が発生した場合には、厚生労働省令で定めるところにより、遅滞なく、当該医療事故の日時、場所及び状況その他厚生労働省令で定める事項を第6条の15第1項の医療事故調査・支援センターに報告しなければならない。	
省令事項		②「予期しなかったもの」
通知事項	①「医療に起因し又は起因すると疑われる」	②「予期しなかったもの」

○　医療事故の範囲

	医療に起因し、又は起因すると疑われる死亡又は死産	左記に該当しない死亡又は死産
管理者が予期しなかったもの	制度の対象事案	
管理者が予期したもの		

※　過誤の有無は問わない

図2-2　第4回施行に係る検討会提示厚労省資料（医療事故の定義図）

図2－2網かけ部分の「制度の対象事案」である。また、この「医療事故」の判断に際しては、「医療に起因する死亡」要件と「予期しなかった死亡」要件の2つのみによって判断するものであり、過誤の有無は関係ないのである。「医療に起因した死亡」要件と「予期しなかった死亡」要件のどちらを先に検討するかについては、規定がないため、どちらを先に検討してもよいが、それぞれを独立して別々に検討する必要がある。例えば「医療に起因する死亡」要件に該当した場合には、独立して別途「予期しなかった死亡」要件に該当するか否かの検討が必要であり、「予期しなかった死亡」要件を先に検討した場合も同様に、別途独立して「医療に起因する死亡」要件に該当するか否かを検討しなければならない。制度の対象事案たる医療事故は、このように2つの要件によって明確に定義されており、「医療事故の疑い」のあるものは含まれない。すなわち、「医療事故の疑い」のあるものが「医療事故」なのではなく、「医療に起因すると疑われる死亡又は死産」が「医療事故」となり得るということである。日本医療安全調査機構が、「医療事故の疑い」のあるものも制度の対象事案たる「医療事故」に含まれるとの解説を行っていたが、これは誤解である。医療事故の疑いは報告対象ではないことを確認しておきたい。

制度の対象事案たる「医療事故」は、「医療に起因する死亡」要件と「予期しなかった死亡」要件を「かつ」（ＡＮＤ）で結んだものであり、「または」（ＯＲ）ではない。この「医療事故の範囲」の違いにより、試算時の数値と現制度の報告数には違いがあるのであって、このことは、当時の塩崎恭久厚労大臣が適切に答弁している。

3.「予期しなかった死亡」要件の判断は難しいのか

「医療起因性」の判断は容易であるが、「予期しなかった死亡」要件の判断は分かりにくく難しいとの意見があるという。これは誤解に基づくものと思われる。「予期しなかった死亡」要件については、医療法施行規則第1条の10の2において、「予期しなかった死亡」要件に該当しない類型が列挙されている。また通知で、「当該患者個人の臨床経過等を踏まえて、当該死亡又は死産が起こり得ることについての説明及び記録」との追加説明もなされている。具体的には、①医療を提供する前に医療従事者等が患者又はその家族に対して当該死亡等が予期されることを説明していた場合（1号）、②医療を提供する前に医療従事者等が当該死亡等が予期されることを患者のカルテ等に記録していた場合（2号）、③管理者が、医療従事者等からの事情の聴取、医療安全委員会からの意見の聴取を行った上で、医療を提供する前に医療従事者等が当該死亡等を予期していたと認めた場合（3号）が明示されており、1号、2号、3号のいずれかに該当すれば報告対象とはならない。したがって、「予期しなかった死亡」要件は特殊な例を除いて、事務的に判断できるのである。一方、「医療起因性」要件には疑い例も含まれており、医師が判断しなければならない部分が多い。このために法令で規定することが難しく、通知で「医療に起因する（疑いを含む）死亡又は死産」の考え方を示すにとどまり、管理者判断とされたものである。このような事実経過を考えれば、決して「予期しなかった死亡」要件の判断が難しいということはない。むしろ「医療起因性」判断の方が悩ましいことが多いのである。

（4）「医療事故」と「医療過誤」

「医療過誤」は責任追及の用語であり、「医療の外」の用語である。責任追及で使われる用語に『予見』があり、『予見』とは因果経過も含めた具体的な予見であって、結果回避義務を伴うものをいう。医療事故調査制度創設に当たって使用されることになったのは、緩い意味の言葉である「予期」である。「医療の内」の制度であり、専ら医療安全の制度である医療事故調査制度では、緩い概念の「予期」という用語とともに、「医療過誤」に対して「医療事故」との言葉が使われたのである。言い換えれば、従来、いろんな人によりいろんな意味で使われてきた漠然たる「医療事故」という用語を医療法により法的に定義したのである。医療事故調査制度創設に伴い、専ら医療安全の用語として「医療事故」が法的に定義されたのであり、今後、「医療事故」という用語は、「当該病院等に勤務する医療従事者が提供した医療に起因し、又は起因すると疑われる死亡又は死産であって、（かつ）当該管理者が当該死亡又は死産を予期しなかったもの」という専ら医療安全の用語として用いるべきであろう。「医療の内」と「医療の外」、「医療事故」と「医療過誤」の関係は表2－1のようになる。図2－2枠外に「＊過誤の有無は問わない」と記されているように、「医療過誤」かどうかと「医療事故」かどうかは、全く個々別々に決められることであり、「医療過誤」であっても「医療事故」ではない事案も存在し得るし、同様に「医療過誤」ではないが「医療事故」に該当するという事案も存在し得るのである。

「予期しなかった」とは、「死因を予期しなかった」ではない。条文は「当該死亡又は死産を予期しなかったもの」と明記しており、条文のとおり「死亡を予期しなかったもの」である。

また、「予期」と「予見」を読み替えてはならない。「予見」は責任追及に直結する用語である。本質的に理解すれば、このような混乱は起こらないであろう。

(5) 医療事故調査制度の名称変更は本末転倒

一般用語としての「医療事故」は多様な意味に使われてきた。一方、法令で定義されたものとしては、2000年に国立病院宛てに出されたリスクマネージメントマニュアル作成指針で示されたものがあるが、同通知はすでに失効している。また、2004年に出された、大学病院・特定機能病院等を対象とした省令(医政発第0921001号)の定義がある。この医療事故情報収集等事業は現在医療機能評価機構に引き継がれており、この定義は大学病院・特定機能病院の研究事

「医療の内」の制度と「医療の外」の制度

	「医療の内」の制度	「医療の外」の制度
目的	(専ら)医療安全	責任追及
WHOガイドライン	学習を目的とした制度	説明責任を目的とした制度
本邦の制度	医療事故調査制度	刑事・民事・メディア・医師法21条等
有害事象の名称	「医療事故」	「医療過誤」
予期と予見	「予期」	「予見」

表2-1 「医療の内」と「医療の外」の切り分けによる整理

業上の定義として現存している。その後、２０１４年に医療法上に「医療事故」が定義された。医療法は省令の上位法令であり、また医療事故調査制度は全ての病院・診療所・助産所が対象となっている。言い換えれば、全ての病院等で使用される「医療事故」という用語の意味が法的に定義されたということである。２０１４年以降は、「医療事故」という用語は、医療事故調査制度にいう「医療事故」の定義を用いるべきであろう。

日本医療安全調査機構は、報告件数が増加しない原因が「『医療事故調査制度』という名称が報告しづらくさせている」ことにあるとして、名称変更の意見を挙げている。この名称変更の意見は報告をさせるための手段を論じており、本末転倒であろう。全国医学部長病院長会議患者安全推進委員会は、全国80大学病院のアンケートで「『医療事故』、『医療事故調査制度』という呼称が、患者家族等に誤解を生じさせている」として、対応のための現場の疲弊を理由に、国民に理解しやすい呼称を提案している。しかし、この意見は前段で「医療事故」と「医療過誤」の相違の国民への啓発が重要であることを述べている。重要な点は、やはり「医療事故」と「医療過誤」の相違の国民への啓発であろう。現場の疲弊を理由に名称変更を行えば将来に禍根を残すであろう。「医療事故」と「医療過誤」の違いを国民に啓発することこそ、医療事故調査・支援センター（日本医療安全調査機構）の役割ではなかろうか。医療事故情報収集等事業にも医療事故の定義が述べられているが、医療法が上位法令である。医療事故情報収集等事業の定義は、一部の医療安全の研究的事業の条件設定のための定義と言うべきであろう。医療法上の定義が「医療事故」の定義であり、医療事故情報収集等事業の定義を用いる必要がある場合には、「医療事故情報収集等事業の定義によれば」との補足説明を付けるべきである。

ここで、一言付記しておかなければならない。医療事故調査制度の定義による「医療事故」は専ら医療安全の用語として用いられるものであり、「医療事故」でなくとも「医療過誤」ということはあり得るのである。「医療事故」に該当しなかったので責任なしということではなく、「医療過誤」に該当しないかどうかは別途検討すべきである。

(6) この項のおわりに

医療事故調査制度は創設までに10年の歳月を要し、問題の多かった第3次試案・大綱案は歴史の中に消えていった。現制度は、医療事故調査制度の考え方が医療安全の制度にパラダイムシフトし、「医療の内」と「医療の外」を切り分ける考え方を基に出来上がったものである。現制度は法令でかなり明瞭に出来上がっている。さらに解釈が分かれる部分は医療現場の裁量に任されており、良い制度として出来上がっている。それでも、医療事故調査制度が創設されて10年になろうとしている今、異論が出ていることは嘆かわしいことであろう。制度定着に問題があるとすれば、センター機能を有する日本医療安全調査機構の広報に問題があると言わざるを得ない。第3次試案・大綱案は不備な問題の多い案であったから消えていったのである。

改正医療法附帯決議に謳われた項目のうち、医療事故調査制度の見直しは、２０１６年6月24日に行われた。医師法第21条は、２０１９年４月24日医政局医事課長事務連絡で解決した。いまだに行われていないのは、「医療事故調査・支援センターの在り方の見直し」である。本来の機能を果たし得ていない医療事故調査・支援センター（日本医療安全調査機構）の改革は喫緊の課題であろう。

（Ⅱ）医療法人協会ガイドラインが示す医療事故調査制度運用の基本原則

医療事故調査制度運用に際して留意すべき基本原則概要を記載する。常に基本原則を念頭に制度運用を心がけるべきである。詳細は、『医療事故調運用ガイドライン』（日本医療法人協会医療事故調査運用ガイドライン作成委員会編、へるす出版、２０１５）および『新版医療事故調査制度運用ガイドライン』（小田原良治他著、幻冬舎、２０２１）を参照されたい。

（１）原則①　遺族への対応が第一であること

患者が死亡したときに、迅速にすべきことは、遺族への対応・遺族に対する説明で、センターへの報告ではない。遺族への対応・説明は、本制度の目的である医療安全の確保そのものとは別であるが、医療の一環として非常に大事な事柄であること、遺族とのコミュニケーション不足が予想外の紛争化を招き、遺族にとっても医療従事者にとっても不幸な事態となることから、医療法人協会ガイドラインにおいてもその重要性を強調している。厚労省が示した「医療事故に係る調査の流れ」（図2－3）でも、死亡事例発生後は、本制度の外で一般的に行う遺族等への説明として、本医療制度外で、従来の遺族等への説明をしっかりと行うべきことを明示している。

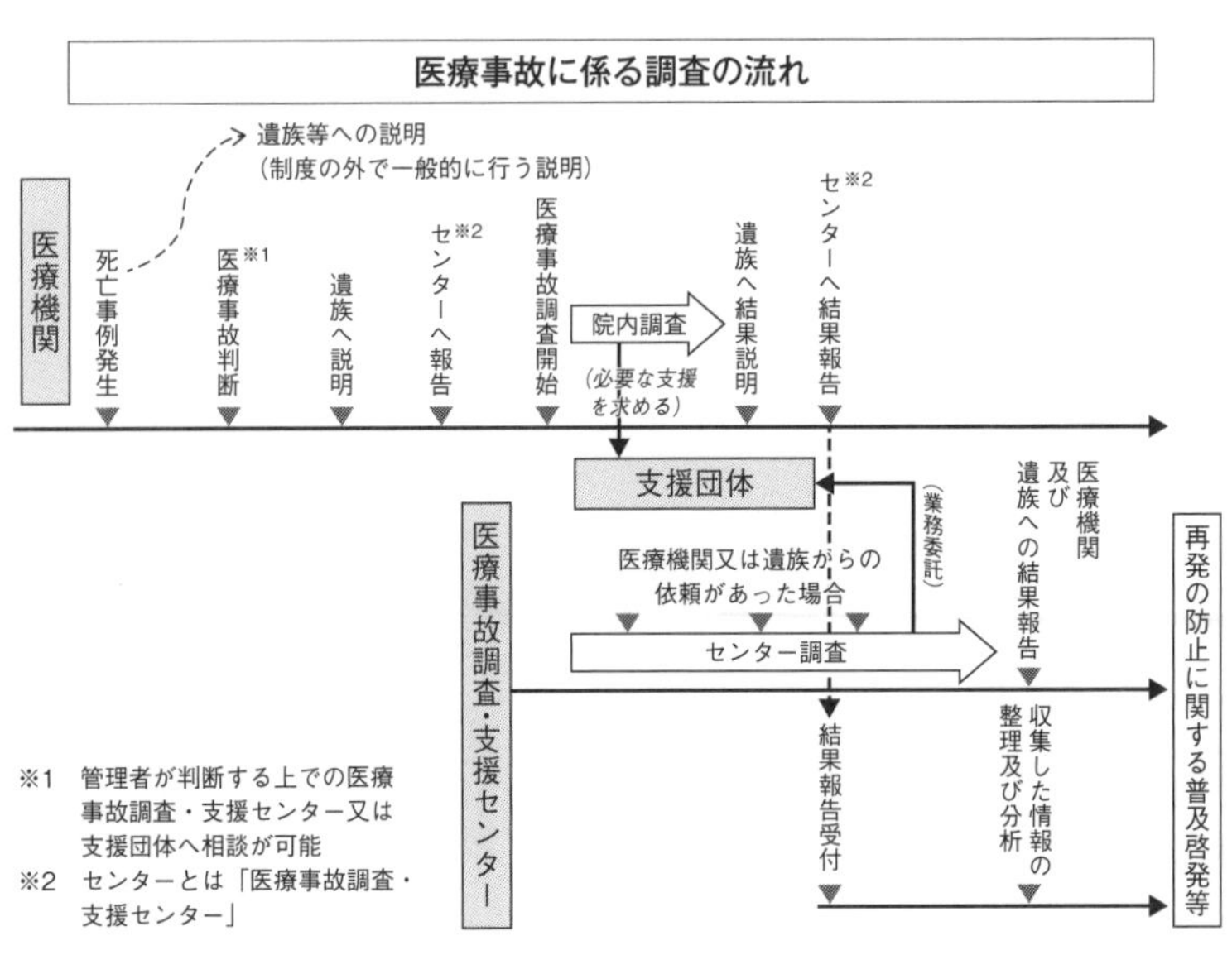

図2-3　厚労省資料（https://www.mhlw.go.jp/content/10800000/000890259.pdf）新版医療事故調査制度運用ガイドラインP34図

(2) 原則② 法律にのっとった内容であること

法律の文言には重みがあり、文言を外れた解釈をすべきではない。特に、国民に負担を課す規定なので、安易な拡大解釈は許されない。「省令」と「通知」について「法律」の内容をある程度補足することはできても、法律の趣旨を変更することはできない。医療事故調査制度に関する省令や通知についても改正医療法の趣旨にのっとり、文言を理解する必要がある。

(3) 原則③ 本制度は医療安全の確保を目的とし、紛争解決・責任追及を目的としない

(図2－1 基本的な考え方(四病協・日病協合意に基づく概念図))

医療法の第3章「医療の安全の確保」の中に「第1節　医療の安全の確保のための措置」を設けていること、本通知においても「本制度の目的は医療安全の確保であり、個人の責任を追及するためのものではない」と繰り返し明言されていることから、本制度が医療安全確保を目的とするものであることは明らかで、紛争解決と責任追及は目的ではない。この点は、本制度に関する厚労省のQ&Aでも明確にされており、説明責任や紛争解決の視点で本制度を捉えることは誤解のもとであり、厳に戒められるべきである。

同Q&Aが、本制度の基盤として位置づけているWHO(世界保健機構)のいわゆる

ＷＨＯドラフトガイドラインは、学習のための事故報告制度と、説明責任のための事故報告制度を峻別しており、両方の趣旨を両立することは困難であるとしている。ＷＨＯドラフトガイドラインは、前者の特徴として、懲罰を伴わないこと（非懲罰性）、患者、報告者、施設が特定されないこと（秘匿性）、報告システムが報告者や医療機関を処罰する権力を有するいずれの官庁からも独立していること（独立性）などが必要であるとしている。そして、本制度は責任追及を目的とするものではないこと、匿名化を求めていること、第三者機関の調査結果を警察や行政に届けるものではないことから、明らかに本制度はＷＨＯドラフトガイドラインでいうところの学習のための制度で、このことは前述のＱ＆Ａ（Ｑ１）でも明示されている。

医療の内（医療安全・再発防止）と医療の外（紛争）は、明確に切り分けるべきものである（図２－１）。医療安全確保のための仕組みであるならば、そのための「原因分析」のみを行うべきである。「原因究明」は責任追及と結びつくため、医療安全の確保と並列かつ同時に行う仕組みは機能しない。本通知においても、「必ずしも原因が明らかになるとは限らないことに留意すること」をわざわざ指摘している。

本制度の目的は医療安全の確保で、紛争解決や責任追及ではないことを踏まえて本制度の解釈と運用を行わなければならない。

（4）原則④ 非懲罰性・秘匿性を守るべきこと（WHOドラフトガイドラインに準拠していること）

ＷＨＯドラフトガイドラインにおいては、報告した医療者を懲罰しないことを求めるとともに、報告された情報の秘匿性が重要であることを述べている。

医療事故が発生した場合、当事者からの聞き取りを含め、どのような事実があったのか必要な情報を収集して分析することが肝要であるが、収集した情報が当事者等の責任追及に使われるのであれば、十分な情報収集はできない。また、責任追及につながる情報の提供を医療従事者等に強要することは人権侵害にもなりかねない。そこで非懲罰性と秘匿性が不可欠となる。

本制度の目的は医療安全の確保で、かつ、改正医療法、医療法施行規則、本通知のいずれにおいても、秘匿性（非識別性）を守ることが求められている。

（5）原則⑤ 院内調査が中心で、かつ、地域ごと・病院ごとの特性に合わせて行うべきであること

ア　現場に即した院内調査が中心

イ　現場を見ない一般化・標準化をすべきでないこと

ウ　非懲罰性・秘匿性

エ　センターの位置づけと守秘義務

（6）原則⑥　本制度により医療崩壊を加速してはならないこと（範囲を限定すべきこと）

（Ⅲ）病院団体合意

1．病院団体に提示した日本医療法人協会原案について

日本医療法人協会は、医療に関連した有害事象（いわゆる医療事故）の検証を「医療の内」と「医療の外」に切り分けて論じることを提案した（図2－1）。「医療の内」とは、通常の医療の原点である医療者と患者・家族の信頼の上に成り立つ部分である。医療とは、複雑系のハイリスクの科学であり、経過中に予期せぬ不幸な事態に立ち至ることがあり得る。この場合であっても、相互の信頼関係の維持は必要であり、信頼関係が維持されている限り、「医療の内」（一連の医療行為の内、あるいは医療行為の延長線上）として検証し再発防止に寄与すべきものである。この場合の中心にあるべきものは、最も現場に近い部分、すなわち、各医療施設である。したがって、第一義的に「院内医療事故調査委員会」

で検証すべきものであり、必要に応じて、アドバイザー、顧問、オブザーバーとしての応援を求め得る体制が必要である。まさしく、WHOドラフトガイドラインのいう「学習を目的とした報告事業制度」（医療安全の制度）であり、再発防止のための仕組みの提案である。

もちろん、「医療の内」と「医療の外」は、明確に線引きされるわけではない。「医療の内」の解決過程で紛争化する場合もあり、紛争解決への過程で、相互理解を得て、「医療の内」で解決に至る場合もあろう。これらのグレーゾーンを図2－1では、「医療の内」と「医療の外」の間の帯状の境界域で示した。

2．日本医療法人協会案と病院団体合意への経緯

2012年（平成24年）7月、四病院団体協議会に「医療安全対策委員会」、日本病院団体協議会に「診療行為に関連した死因究明制度等に係るワーキンググループ」が設置され、予期しない診療関連死に関する検討が開始され、筆者も委員となった。現実論としては、捜査の端緒となる医師法第21条（異状死体等の届出義務）の解決が重要である。病院団体合意のためには、再発防止のための議論が、紛争資料として使用されないことを担保する必要がある。再発防止のための合意の前提には、非懲罰性と機密の保持が必須である。筆者らの主張が受け入れられ、この「医療の内」すなわち「再発防止」と、「医療の外」すなわ

ち「紛争」を明確に切り分けて、「医療の内」の問題としての最大公約数ということでコンセンサスを得ることとなった。日本医療法人協会原案を修正した案でコンセンサスが得られたのである。これは、「ＷＨＯドラフトガイドライン」の「学習システムとしての報告制度」の趣旨に沿ったものである。病院団体の議論が進展した理由は、この医療事故調査制度の目的は、あくまでも再発防止のためであり、「医療の内」のことに限定して行うとのコンセンサスを得たことと、田原克志厚労省医政局医事課長発言があったからである。

3. 四病院団体協議会（四病協）合意・日本病院団体協議会（日病協）合意の内容

度重なる議論の結果、２０１３年（平成25年）1月23日、四病協合意が成立。「診療に関連した予期しない有害事象（死亡・重大事故）の調査のあり方」として発表された。基本的構図は、日本医療法人協会原案に近いものである。院内事故調査委員会中心の合意である（図２－１）。日本医療法人協会案を柱とした合意可能な範囲でのとりまとめとなった。

同年2月22日には、日病協合意が成立。「診療に関連した予期しない死因究明制度の考え方」として発表された（資料２－１）。四病協合意と日病協合意には若干の相違点はあるが、基本的には、ほぼ同一内容である。四病協合意・日病協合意は病院の80％の加盟団体の全員一致による合意であり、病院団体のコンセンサスは得られたということである。

さて、病院団体合意の主な部分を、日病協合意を基に詳述する。日本医療法人協会案、四病協合意、日病協合意に基づく概要図は、図２－１のごとくである。まず、日本医療法人協会原案で述べたごとく、「医療の内（医療安全）」と「医療の外（紛争）」を切り分けたことである。また、基本理念として、「ＷＨＯドラフトガイドライン」に準拠すべきことを明記した。「ＷＨＯドラフトガイドライン」は、「学習を目的とした報告制度」（医療安全の制度）と「説明責任を目的とした報告制度」（責任追及の制度）とを区分しており、一つの制度に二つの機能を持たせることは難しいと述べている。「医療の内」（医療安全）と「医療の外」（責任追及）を切り分ける考え方と基本的に同一である。

病院団体の合意は、責任追及を排除した、あくまでも「医療の内」に限定しての再発防止のためのシステム作りであり、医師法第21条の解釈を「外表異状」とすることを前提にしている。「医師法第21条は、その立法の精神に戻り、拡大解釈しないものとする。」と記載した。

日病協合意では、「医療従事者個人の責任追及の結果をもたらすものであってはならない」とした。この条文も種々の議論の結果、筆者の主張が取り入れられたものであるが、このような記述にした意図は、「責任追及を『目的』とはしなかったが、『結果的に責任追及』になってしまった」というようなことがあってはならないことを明確に示したものである。同時にＷＨＯドラフトガイドラインを明示して、「院内事故調査委員会が収集・作成した資料及び報告書は、当事者に不利となる使われ方をすべきではない」とした。間接的表現となってしまったが、これらは、再発防止に資するためには、責任追及を排除する必要があることを記載したものである。また、院内に専門家等の適切な人材が不足している場合には、院外に応援を求めることができるように記載してある。これは、あくまでも、院外からの「支援」であるため、院内事故調査委員会の「委員」としての参加ではなく、「オブザーバー」「アドバイザー」や「顧問」での参加が好ましい。外部からの委員の参画を求めている厚労省Q＆Aとは意見を異にするところである。厚労省Q＆Aとの整合性を考えると、外部委員の人選がキーポイントであり、制度をよく理解している人物を委員に選任するべきである。

院外事故調査委員会は、あくまでも、院内事故調査報告書の検証機関であり、院内に直接立ち入っての調査は想定していない。また、遺族への説明は、病院に一本化されており、「調査報告書に基づき」説明を行うこととしている。報告書を「交付」するか否かも病院裁量ということである。

中央の第三者機関は、事例収集・再発防止のための機関であり、調査権限を有するものではない。これまでに、これら事業を行ってきた日本医療機能評価機構や中央の各病院団体本部等を想定した。新しい組織を作る必要性を否定したものである。

この合意の基本的な考え方は、「院内事故調査委員会中心主義」、言い換えれば、「当事者解決主義」であり、地方の第三者機関である院外事故調査委員会は、それを支援・バックアップする機関であるということを明示している。また、中央の第三者機関は、再発防止のための研究機関であり、事例収集や対策の研究等がその業務である。権威的組織であってはならないとともに、行政との関係があってはならないことは当然であろう。全体システムは、ボトムアップ型の解決システムといえる。今回出来上がった医療事故調査制度の基本フレームが、日本医療法人協会案・病院団体合意であることは明白である。大綱案とは基本構造が全く異なるのである。

資料2-1：日病協合意

1 目的

（1） 診療に関連した予期しない死因究明制度の設立の目的は、診療に関連した予期しない死亡の原因分析とそれによる再発防止を図り、もって医療の質と安全の向上、及び医療の透明性・公明性・信頼性を確保することである。

（2） 医療の不確実性の中で、医療側が自律的に再発防止のための死因究明に専念するために、医療外紛争処理や補償制度はこの死因究明制度とは別に設立するべきである。

（3） 医療は、かつては個人によってなされてきたが、現在は多職種の連携の上に成り立っている以上、診療に関連した予期しない死亡の調査は医療従事者個人の責任追及の結果をもたらすものであってはならない。

（4） 有害事象の報告・学習システムのためのWHOガイドラインに基づき、原因究明のために、院内事故調査委員会が収集・作成した資料及び報告書は、当事者に不利となる使われ方をすべきではない。

2 定義

ここで「診療に関連した予期しない死亡」とは、疾病の自然経過や診療行為に関連し、説明ができない予期しないものをいう。ただし、故意または悪意の場合は除外する。

3 医療機関における診療に関連した予期しない死亡への対応

（1） 当該医療機関は、診療に関連した予期しない死亡が発生したときに、遺族の意思にかかわらず、院内事故調査委員会を設け、原因を究明する調査を行う。必要に応じて、解剖やAi等を実施する。

（2） 院内事故調査委員会の設置にあたり、医師会、病院団体や大学等に支援を依頼することができる。

（3） 調査報告書に基づき、病院は遺族への説明を適宜行う。

（4） 診療に関連した予期しない死亡例は、原則として原因究明のために地方に設置する院外事故調査委員会（チーム）へ、遺族の意思とは関係なく検証を求めることとする。

（5） 院外事故調査委員会（チーム）は、第三者によって構成する。各地方で、医師会、病院団体、大学病院等の医療専門職（事故に関係する専門領域の医療関係者を含む）で構成し、院内事故調査委員会の資料を検証する。

（6） 院外調査報告書の結果の遺族への説明は、病院が適宜行う。

（7） 院外事故調査委員会は、匿名化した上で中央に設けられた中央事故調査機関に報告し、中央事故調査機関は医療関係者以外の意見も加えて、原因究明のための事例収集とともに再発防止に重点を置いた中立性の高い報告書を作成し、広く注意を喚起する。この調査機関として、日本医療機能評価機構等を発展的に活用する。

4 医師法第21条

医師法第21条は、その立法の精神に戻り、拡大解釈しないものとする。

資料2-1　診療に関連した予期しない死因究明制度の考え方〔平成25年2月22日、日病協〕

第3章　改正医療法・省令・通知

（Ｉ）「地域における医療及び介護の総合的な確保を推進するための関係法律の整備等に関する法律」成立から省令・通知への動き

1．医療法改正から日本医療法人協会医療事故調ガイドライン作成へ

２０１４年（平成26年）６月25日、「地域における医療及び介護の総合的な確保を推進するための関係法律の整備等に関する法律」が成立し、医療法が改正された。医療事故調査制度は、医療法第３章「医療安全の確保」の第１節「医療の安全の確保のための措置」として位置づけられた。医療事故調査制度は、法律上、明確に、「医療安全の仕組み」としての制度となったのである。責任追及・紛争解決の手段と無縁な制度として法律上は出来上がった。

しかし、省令・通知を巡って混乱は続く。医療法改正を受け、それまで事前勉強会と称していた科研費研究班は、同年、７月16日、正式に、「診療行為に関連した死亡の調査の手法に関する研究第１回研究班会議」（以下、科研費研究班という）としてスタートした。こ

の科研費研究班は混迷を極める。

改正医療法第6条の10第1項は、医療事故の定義を、「当該病院等に勤務する医療従事者が提供した医療に起因し、又は起因すると疑われる死亡又は死産であって、当該管理者が当該死亡又は死産を予期しなかったもの」としており、「管理」は含まれていない。ところが、厚労省から「この医療の中には管理も含まれます」との発言があった。このような解釈などできるはずがない。現に、医療事故情報収集等事業においては、「医療又は管理に起因して」と明確に「医療」と「管理」を使い分けているのである。

このような法律無視のガイドライン作成が厚労省としての方針であるのか、筆者らは、直接、担当者の上司である厚労省医政局総務課長に面会し、法律の解釈の確認を求めた。その結果、総務課長は、筆者らの解釈が正しいことを認めたのである。このような経緯で、今回の医療事故調査制度の対象から、「単なる管理」が外れることとなった。

「管理」が報告対象外であることの確認は重要である。創設された医療事故調査制度は、単なる管理は報告対象外としている。施設管理、転倒・転落等、在宅でも発生するようなものは、今回の医療事故調査制度の報告対象外である。管理が報告対象外であることの確認を取った筆者らの行為は、大きな意義を有するのである。

一方、日本医療法人協会ガイドライン作成委員会は、徹夜作業で、ガイドライン作成を急いだ。

厚労省法令系は、科研費研究班の作業過程に疑問を募らせたのであろうと思われる。新たなガイドライン作成のための検討会が、厚労省医政局の検討会として立ち上がることとなった。

2. 日本医療法人協会医療事故調ガイドライン

2014年（平成26年）6月13日、筆者は、日本医療法人協会内に医療事故調査制度ガイドライン作成の委員会を立ち上げることを提言し、医療安全調査部会の下に、医療事故調査制度ガイドライン作成小委員会を作ることが決定された。ガイドライン作成委員会の委員長は日本医療法人協会役員外から選任することとし、坂根みち子医師（現場の医療を守る会代表世話人）を指名した。メンバーは、現場の医療を守る会世話人を中心に選定した。

振り返れば、絶妙のタイミングでの日本医療法人協会独自のガイドライン作成決断であった。各委員がボランティアで夜を徹して議論してガイドラインをまとめることとなる。

日本医療法人協会医療事故調ガイドラインは、筆者が、科研費研究班に提出した「日本医療法人協会の見解」をたたき台とした。科研費研究班が混迷の最中に、早くも同年8月26日、「現場からの医療事故調ガイドライン検討委員会中間報告書」を公表した。さらに、中間報告から、夜を徹しての打ち合わせを行い、中間報告書発表から約1カ月後の同年10月1日には「日本医療法人協会医療事故調ガイドライン（現場からの医療事故調ガイドライン検討委員会最終報告）を発表。10月14日、橋本岳厚労政務官に最終報告書を日本医療法人協会医療事故調ガイドラインとして提出した。

3．医療事故調査制度の施行に係る検討会発足

２０１４年（平成26年）11月14日、「医療事故調査制度の施行に係る検討会」が、厚労省医政局の検討会として発足することとなり、筆者も構成員として参加することとなった。突貫作業で、「日本医療法人協会医療事故調ガイドライン（現場からの医療事故調ガイドライン検討委員会最終報告）をとりまとめた。このガイドラインは、同年10月14日、厚労省橋本岳政務官に提出し、厚労省からは新たに発足する検討会の資料とするとの確約を得た。厚労省は、この新しい検討会発足に際し、「医療事故調査制度に関するQ＆A」を公表。制度の目的は、医療の安全を確保するために、医療事故の再発防止を行うことであるとし、今回の制度は、WHOドラフトガイドラインの言う「学習を目的としたシステム」に当たり、非懲罰性、秘匿性、独立性が必要であることを明示した。医療事故調査制度は、新たに、大きな一歩を踏み出す形で「医療事故調査制度の施行に係る検討会」が動き出す。日本医療法人協会医療事故調ガイドラインがたたき台となり、この「医療事故調査制度の施行に係る検討会」の報告書がそのまま省令・通知となるのである。

省令・通知・Q＆A等医療事故調査制度の根幹部分は、「医療事故調査制度の施行に係

る検討会」で作られた。この「医療事故調査制度の施行に係る検討会」の議事そのものが制度解釈に大きな意味を持つのである。この施行に係る検討会については、第4章で記載したい。

（Ⅱ）医療事故調査制度見直し（平成28年6月24日）

医療事故調査制度は、2015年（平成27年）10月1日に施行されたが、改正医療法附則第2条第2項の規定により、2016年（平成28年）6月24日には、「見直し」が行われた。

1．医療事故調査制度の見直し等に関するワーキングチーム

2016年（平成28年）、自民党内に「医療事故調査制度の見直し等に関するワーキングチーム（WT）」が設置された。医療事故調査制度は、改正医療法の附則第2条第2項に法律の公布後2年以内に制度「見直し」が決まっているとして設置されたものである。この改正医療法附則第2条第2項には、次のように記載されている。「政府は、医療事故調査の実施状況等を勘案し、医師法第21条の規定による届出及び医療事故調査・支援センターの在り方を見直すこと等について検討を加え、その結果に基づき、この法律の公布後2年以内に法制上の措置その他の必要な措置を講ずるものとする。」

つまり、附則第2条第2項には、医療事故調査・支援センターの在り方を見直すと記載されている。2016年（平成28年）6月9日、自民党政務調査会、社会保障制度に関する特命委員会、医療に関するプロジェクトチーム、医療事故調査制度の見直し等に関するワーキングチーム（自民党WT）合同で、「医療事故調査制度等に関する見直しについて」（とりまとめ）が公表された。このとりまとめは、同日開催の社会保障審議会医療部会の了承を受け、同日付で省令案のパブリックコメントが出された。6月24日には、医療法施行規則及び医政局総務課長通知が発出された。

2016年（平成28年）6月24日、自民党WTとりまとめを受けて、医療法施行規則及び医政局総務課長通知が発出された。強調しておきたいことは、改正医療法附則第2条第2項の規定に基づく、「医療事故調査制度見直し」は、2016年（平成28年）6月24日にすでに行われており、この「見直し」は、リーゾナブルな内容であったということである。医師法第21条問題も第1章で述べたように解決した。附則第2条第2項の積み残しは、医療事故調査・支援センターの在り方の見直しであり、現在センターとしての指定を受けている日本医療安全調査機構がセンター機能を担うことが適切か否かということであろう。

2．省令事項（厚労省医政局長通知　医政発0624第3号）

［1］病院等の管理者が行う医療事故の報告関係

病院等の管理者は、法第6条の10第1項の規定による報告を適切に行うため、当該病院等における死亡及び死産の確実な把握のための体制を確保するものとすること。（医療法施行規則（昭和23年厚生省令第50号）第1条の10の2第4項関係）

［2］医療事故調査等支援団体による協議会の設置関係

1．法第6条の11第2項に規定する医療事故調査等支援団体（以下「支援団体」という。）は、同条第3項の規定による支援（以下「支援」という。）を行うに当たり必要な対策を推進するため、共同で協議会（以下「協議会」という。）を組織することができるものとすること。（医療法施行規則第1条の10の5第1項関係）

2．協議会は、1の目的を達するため、病院等の管理者が行う法第6条の10第1項の報告及び医療事故調査の状況並びに支援団体が行う支援の状況の情報の共有及び必要な意見の交換を行うものとすること。（医療法施行規則第1条の10の5第2項関係）

3．協議会は、2の情報の共有及び意見の交換の結果に基づき、以下の事項を行うものとすること。（医療法施行規則第1条の10の5第3項関係）

（1）病院等の管理者が行う法第6条の10第1項の報告及び医療事故調査並びに支援団

体が行う支援の円滑な実施のための研修の実施
（2）病院等の管理者に対する支援団体の紹介

3．厚労省医政局総務課長通知（医政総発0624第1号）

［1］支援団体等連絡協議会について

1　改正省令による改正後の医療法施行規則（昭和23年厚生省令第50号）第1条の10の5第1項の規定に基づき組織された協議会（以下「支援団体等連絡協議会」という。）は、地域における法第6条の11第2項に規定する支援（以下「支援」という。）の体制を構築するために地方組織として各都道府県の区域を基本として1か所、また、中央組織として全国に1か所設置されることが望ましいこと。

2　各都道府県の区域を基本として設置される地方組織としての支援団体等連絡協議会（以下「地方協議会」という。）には、当該都道府県に所在する法第6条の11第2項に規定する医療事故調査等支援団体（支援団体を構成する団体を含む。以下「支援団体」という。）が、全国に設置される中央組織としての支援団体等連絡協議会（以下「中央協議会」という。）には、全国的に組織された支援団体及び法第6条の15第1項の規定により厚生労働大臣の指定を受けた医療事故調査・支援センター（以下「医療事故調査・支援センター」という。）が参画すること。

3　法第6条の11第2項の規定による、医療事故調査（同条第1項の規定により病院等の管理者が行う、同項に規定する医療事故調査をいう。以下同じ。）を行うために必要な支援について、迅速で充実した情報の共有及び意見の交換を円滑かつ容易に実施できるよう、専門的事項や個別的、具体的事項の情報の共有及び意見の交換などに際しては、各支援団体等連絡協議会が、より機動的な運用を行うために必要な組織を設けることなどが考えられること。

4　各支援団体等連絡協議会は、法第6条の10第1項に規定する病院等（以下「病院等」という。）の管理者が、同項に規定する医療事故（以下「医療事故」という。）に該当するか否かの判断や医療事故調査等を行う場合に参考とすることができる標準的な取扱いについて意見の交換を行うこと。

なお、こうした取組は、病院等の管理者が、医療事故に該当するか否かの判断や医療事故調査等を行うものとする従来の取り扱いを変更するものではないこと。

5　改正省令による改正後の医療法施行規則第1条の10の5第3項第1号に掲げる病院等の管理者が行う報告及び医療事故調査並びに支援団体が行う支援の円滑な実施のための研修とは、地方協議会又は中央協議会が、それぞれ病院等の管理者及び当該病院等で医療事故調査に関する業務に携わる者並びに支援団体の関係者に対して実施することを想定していること。

6　改正省令による改正後の医療法施行規則第1条の10の5第3項第2号に掲げる病院等

の管理者に対する支援団体の紹介とは、地方協議会が、各都道府県内の支援団体の支援窓口となり、法第6条の10第1項の規定による報告を行った病院等の管理者からの求めに応じて、個別の事例に応じた適切な支援を行うことができる支援団体を紹介することをいうこと。

7 その他、支援団体等連絡協議会の運営において必要な事項は、各支援団体等連絡協議会において定めることができること。

[2] 医療事故調査・支援センターについて

1 医療事故調査・支援センターは、中央協議会に参画すること。

2 医療事故調査・支援センターは、医療事故調査制度の円滑な運用に資するため、支援団体や病院等に対し情報の提供及び支援を行うとともに、医療事故調査等に係る優良事例の共有を行うこと。

なお、情報の提供及び優良事例の共有を行うに当たっては、報告された事例の匿名化を行うなど、事例が特定されないようにすることに十分留意すること。

3 医療事故調査・支援センターは、第1の5の研修を支援団体等連絡協議会と連携して実施すること。

4 遺族等からの相談に対する対応の改善を図るため、また、当該相談は病院等が行う院内調査等への重要な資料となることから、医療事故調査・支援センターに対して遺族等から相談があった場合、法第6条の13第1項に規定する医療安全支援センターを紹介するほか、遺族等からの求めに応じて、相談の内容等を病院等の管理者に伝達すること。

5 医療事故調査・支援センターは、医療事故調査報告書の分析等に基づく再発防止策の検討を充実させるため、病院等の管理者の同意を得て、必要に応じて、医療事故調査報告書の内容に関する確認・照会等を行うこと。
なお、医療事故調査・支援センターから医療事故調査報告書を提出した病院等の管理者に対して確認・照会等が行われたとしても、当該病院等の管理者は医療事故調査報告書の再提出及び遺族への再報告の義務を負わないものとする。

[3] 病院等の管理者について

1 改正省令による改正後の医療法施行規則第1条の10の2に規定する当該病院等における死亡及び死産の確実な把握のための体制とは、当該病院等における死亡及び死産事例が発生したことが病院等の管理者に遺漏なく速やかに報告される体制をいうこと。

2 病院等の管理者は、支援を求めるに当たり、地方協議会から支援団体の紹介を受けることができること。

3 遺族等から法第6条の10第1項に規定される医療事故が発生したのではないかという申出があった場合であって、医療事故には該当しないと判断した場合には、遺族等に対してその理由をわかりやすく説明すること。

［4］医療安全支援センターについて

医療安全支援センターは、医療事故に関する相談に対しては、「医療安全支援センター運営要領について」（平成19年3月30日付け医政発0330036号）の別添「医療安全支援センター運営要領」4（2）④「相談に係る留意事項」に留意し、対応すること。

4．平成28年6月24日発、省令・通知の意味を解説する

2016年（平成28年）6月24日の省令・通知は、同年6月9日の自民党とりまとめ「医療事故調査制度等に関する見直しについて」を受けて出された。厚労省としては、この自民党とりまとめに述べられていることや主要文言を省令・通知に盛り込むことに心を砕いたようである。この自民党とりまとめの発想は、多分に第3次試案・大綱案の考えを引きずっているので対応に苦慮したようである。第3次試案・大綱案の考えは、センターを頂点としてトップダウンで「知らしめる」的な制度である。今回の医療事故調査制度はパラダイムシフトしたものであり、ボトムアップの、医療現場を中心とした制度である。第3次試案・大綱案が「センター調査中心」の制度であったとすれば、改正医療法の医療事故調査制度は「院内調査中心」の制度である。全ての基本が、医療現場の判断、裁量、調査

に置かれている。この医療現場中心の制度に自民党とりまとめをそのまま導入しては、「木に竹を接ぐ」結果となりかねない。制度見直しの議論の中心はこの考え方、すなわち、改正医療法の医療事故調査制度の趣旨に自民党とりまとめの文言をどのように整合させるかということであった。その結果、厚労省苦心の妥当な見直しとなったのである。

医療関係者から、医政局長通知第［1］の「病院等の管理者が行う医療事故の報告関係」が厳しい規定であると批判が出た。しかし、厳しい規定のように見えるが、見方を変えると、各医療機関の自主性で判断できるように、医療機関のガバナンス強化を謳っているともいえよう。院内中心の制度、すなわち、医療機関の自立、自律の仕組みの根幹を提示しているものと考えることができる。かといって、多忙な医療現場に過度の負担を強いてはならない。この解決手段として、われわれは「死亡（全例）チェックシート」（資料3－1、3－2）の作成を提唱した。この「死亡（全例）チェックシート」の整備が「医療現場中心主義」の基本となるであろう。医療事故に該当するか否かは管理者の判断であり、「医療起因性」要件と「予期しなかった死亡」要件の両者をともに満たす部分を「医療事故」と判断し、それ以外のものは、「医療事故」ではないと判断するものである。この判断基準は制度見直しによっても何ら変わっていない。しかし、正しく判断されたとしても、制度を理解せぬ人々に中傷される可能性が残る。これに自信を持って理解を求めるためには、この省令で規定された「当該病院等における死亡及び死産の確実な把握のための体制の確保」を管理者は図るべきであろう。この体制の整備が、「死亡（全例）チェックシート」の整備であると提言する。

医政局長通知（省令）の第［2］では「医療事故調査等支援団体による協議会の設置関係」が記載されている。1．支援団体は共同で協議会を組織することができる（総務課長通知で、この協議会は、「中央協議会」と「地方協議会」の2種類が設置されることとなり、「中央協議会」には、センターが参画することとされた）。2．この協議会の仕事は、センター報告及び医療事故調査の状況並びに支援団体が行う支援の状況の情報の共有及び意見の交換である。センター報告、医療事故調査の状況、支援団体からの支援状況につき、情報を共有し、意見の交換を行うものである。「現場に干渉する組織」で

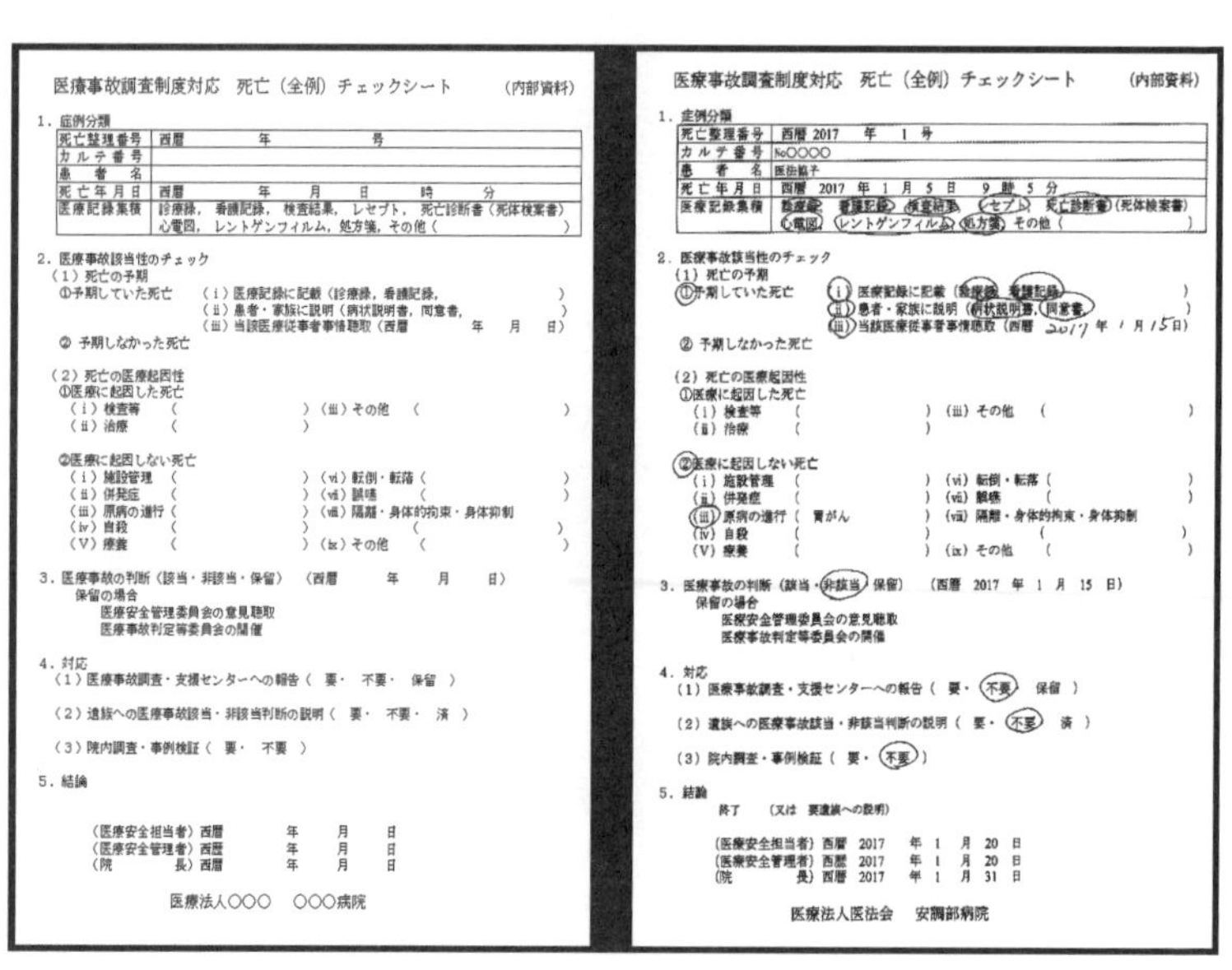

医療事故調査制度対応　死亡（全例）チェックシート　（内部資料）

1．症例分類

死亡整理番号	西暦　年　号
カルテ番号	
患者名	
死亡年月日	西暦　年　月　日　時　分
医療記録集積	診療録，看護記録，検査結果，レセプト，死亡診断書（死体検案書）心電図，レントゲンフィルム，処方箋，その他（　）

2．医療事故該当性のチェック
（1）死亡の予期
①予期していた死亡　（ⅰ）医療記録に記載（診療録，看護記録，　）
（ⅱ）患者・家族に説明（病状説明書，同意書，　）
（ⅲ）当該医療従事者事情聴取（西暦　年　月　日）
②予期しなかった死亡

（2）死亡の医療起因性
①医療に起因した死亡
（ⅰ）検査等（　）（ⅲ）その他（　）
（ⅱ）治療（　）

②医療に起因しない死亡
（ⅰ）施設管理（　）（ⅵ）転倒・転落（　）
（ⅱ）併発症（　）（ⅶ）誤嚥（　）
（ⅲ）原病の進行（　）（ⅷ）隔離・身体的拘束・身体抑制（　）
（ⅳ）自殺（　）
（Ⅴ）療養（　）（ⅸ）その他（　）

3．医療事故の判断（該当・非該当・保留）（西暦　年　月　日）
保留の場合
医療安全管理委員会の意見聴取
医療事故判定等委員会の開催

4．対応
（1）医療事故調査・支援センターへの報告（要・不要・保留）
（2）遺族への医療事故該当・非該当判断の説明（要・不要・済）
（3）院内調査・事例検証（要・不要）

5．結論

（医療安全担当者）西暦　年　月　日
（医療安全管理者）西暦　年　月　日
（院長）西暦　年　月　日

医療法人○○○　○○○病院

医療事故調査制度対応　死亡（全例）チェックシート　（内部資料）

1．症例分類

死亡整理番号	西暦 2017　年　1　号
カルテ番号	No○○○○
患者名	医法協子
死亡年月日	西暦 2017 年 1 月 5 日　9 時 5 分
医療記録集積	診療録，看護記録，検査結果，レセプト，死亡診断書（死体検案書）心電図，レントゲンフィルム，処方箋，その他（　）

2．医療事故該当性のチェック
（1）死亡の予期
①予期していた死亡　（ⅰ）医療記録に記載（診療録，看護記録　）
（ⅱ）患者・家族に説明（病状説明書，同意書　）
（ⅲ）当該医療従事者事情聴取（西暦 2017 年 1 月 15 日）
②予期しなかった死亡

（2）死亡の医療起因性
①医療に起因した死亡
（ⅰ）検査等（　）（ⅲ）その他（　）
（ⅱ）治療（　）

②医療に起因しない死亡
（ⅰ）施設管理（　）（ⅵ）転倒・転落（　）
（ⅱ）併発症（　）（ⅶ）誤嚥（　）
（ⅲ）原病の進行（胃がん）（ⅷ）隔離・身体的拘束・身体抑制（　）
（ⅳ）自殺（　）
（Ⅴ）療養（　）（ⅸ）その他（　）

3．医療事故の判断（該当・非該当・保留）（西暦 2017 年 1 月 15 日）
保留の場合
医療安全管理委員会の意見聴取
医療事故判定等委員会の開催

4．対応
（1）医療事故調査・支援センターへの報告（要・不要・保留）
（2）遺族への医療事故該当・非該当判断の説明（要・不要・済）
（3）院内調査・事例検証（要・不要）

5．結論
終了　（又は　要遺族への説明）

（医療安全担当者）西暦 2017 年 1 月 20 日
（医療安全管理者）西暦 2017 年 1 月 20 日
（院長）西暦 2017 年 1 月 31 日

医療法人医法会　安調部病院

資料3-1、3-2　死亡（全例）チェックシート及び記入例

あってはならない。3．協議会は、この情報の共有や意見の交換を行うことによって、（1）センター報告、院内調査、支援団体の支援の円滑な実施のための研修の実施が義務付けられている。（2）協議会は管理者に支援団体の紹介を行う。このように、医療現場の判断が基本であり、周囲のセンターや支援団体がこれをサポートする形になっている。現場が判断するに当たって、情報提供、適切なアドバイスを行い、その医療現場が自立的、自律的に成長する姿を見守るのがセンターや支援団体の仕事であるといえよう。

これらが適切に運用されることにより、医療法の医療事故の定義に基づく「医療事故」は確実に減少することであろう。

支援団体等連絡協議会は、各都道府県に1カ所、中央組織として全国に1カ所の設置が想定されている。地方協議会には、医療事故調査等支援団体（支援団体を構成する団体を含む）と丁寧に記載されている。例えば、日本医療法人協会は厚労省告示で支援団体に指定されている。鹿児島県に存在する日本医療法人協会鹿児島県支部（鹿児島県医療法人協会）も支援団体であるということである。当然、地方協議会のメンバーとなる。中央協議会には全国組織の支援団体とセンターが参画する。

また、管理者が、医療事故に該当するか否かの判断をする場合や、院内調査を行う場合に参考とすることができる標準的な取り扱いについて意見の交換を行うと書かれている。これは、医療事故該当性について意見の交換を行い、医療事故調査を行う際に参考となるような「標準的な取り扱い」があれば、支援団体等連絡協議会は意見の交換を行うということとであり、決して「標準化」を行うために意見の交換を行うのではない。「標準的な取り扱い」があれば事故調査の際に参考となるので、「標準的な取り扱い」があるか否か意見の交換を行うものである。第3次試案・大綱案からパラダイムシフトできていない人々は、「標準化」を行いたがるようであるが、法令上そのような意味にはなっていない。

重要なことは、なお書きで、病院等の管理者が、医療事故に該当するか否かの判断や医療事故調査等を行うものとする従来の取り扱いを変更するものではないと明示し、判断の主体が管理者であることを再確認していることである。

医療事故調査・支援センター（センターという）については、医療事故調査等支援団体等連絡協議会の「中央協議会」に参画することとされた。センターは支援団体や病院等に対し情報の提供及び支援を行うとともに、医療事故調査等に係る優良事例の共有を行うとされている。図3－1は、センター業務に関するポンチ絵であるが、センターは図3－1左の複数の病院等からのセンター報告の情報を整理分析し、図3－1右の複数の（センター報告を行った）病院等（にのみ）再発防止策等をフィードバックする仕組みとなっていた。制度見直しにより、再発防止策等の広く役立つ情報を図3－2右の、センター報告を行った医療機関（a）にのみではなく、支援団体やその他の病院等（b）にも情報提供できるように変更された。広く再発防止に資するようにしたいということから、このような通知による変更となったのである。この際、事例の非識別化を行うなど、事例が特定されないように秘匿性に留意する必要がある。

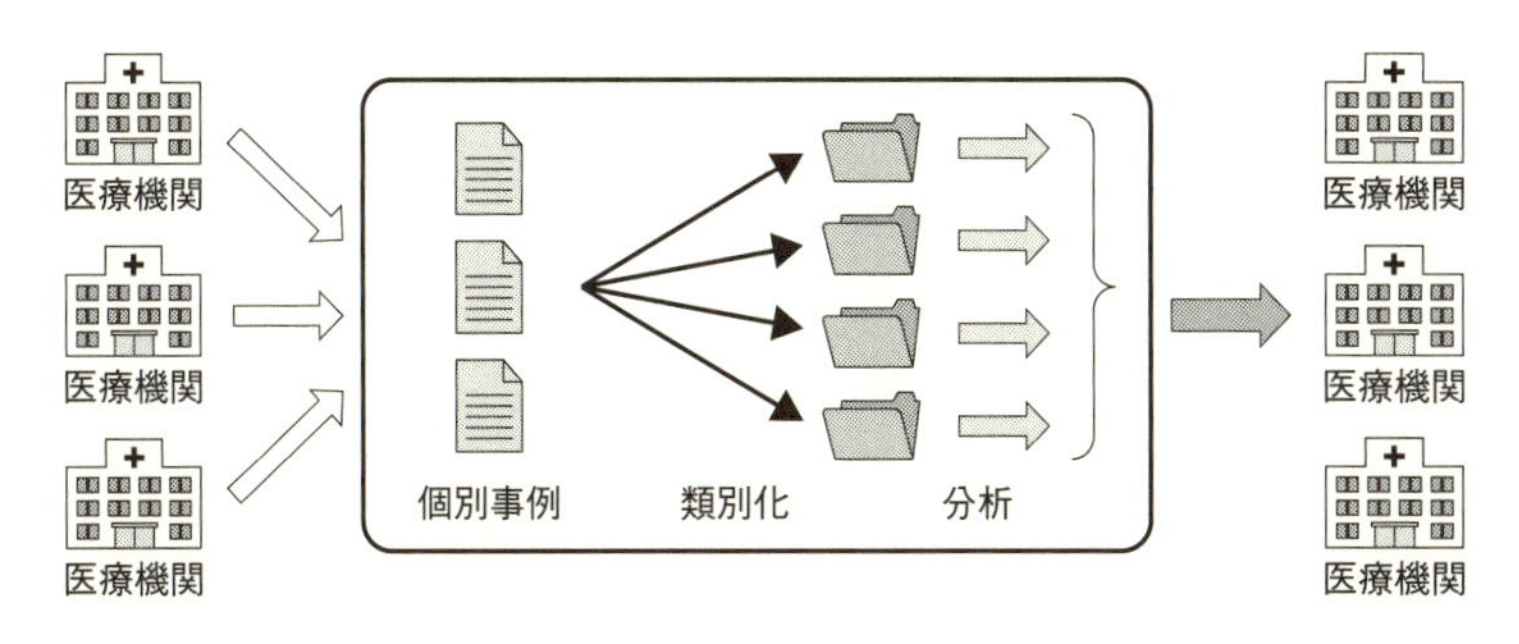

図3-1　センター業務ポンチ絵
複数病院等からのセンター報告事例を類別化・分析し、共通する再発防止策がある場合には、センター報告を行った複数の病院等（にのみ）、再発防止策をフィードバックする。

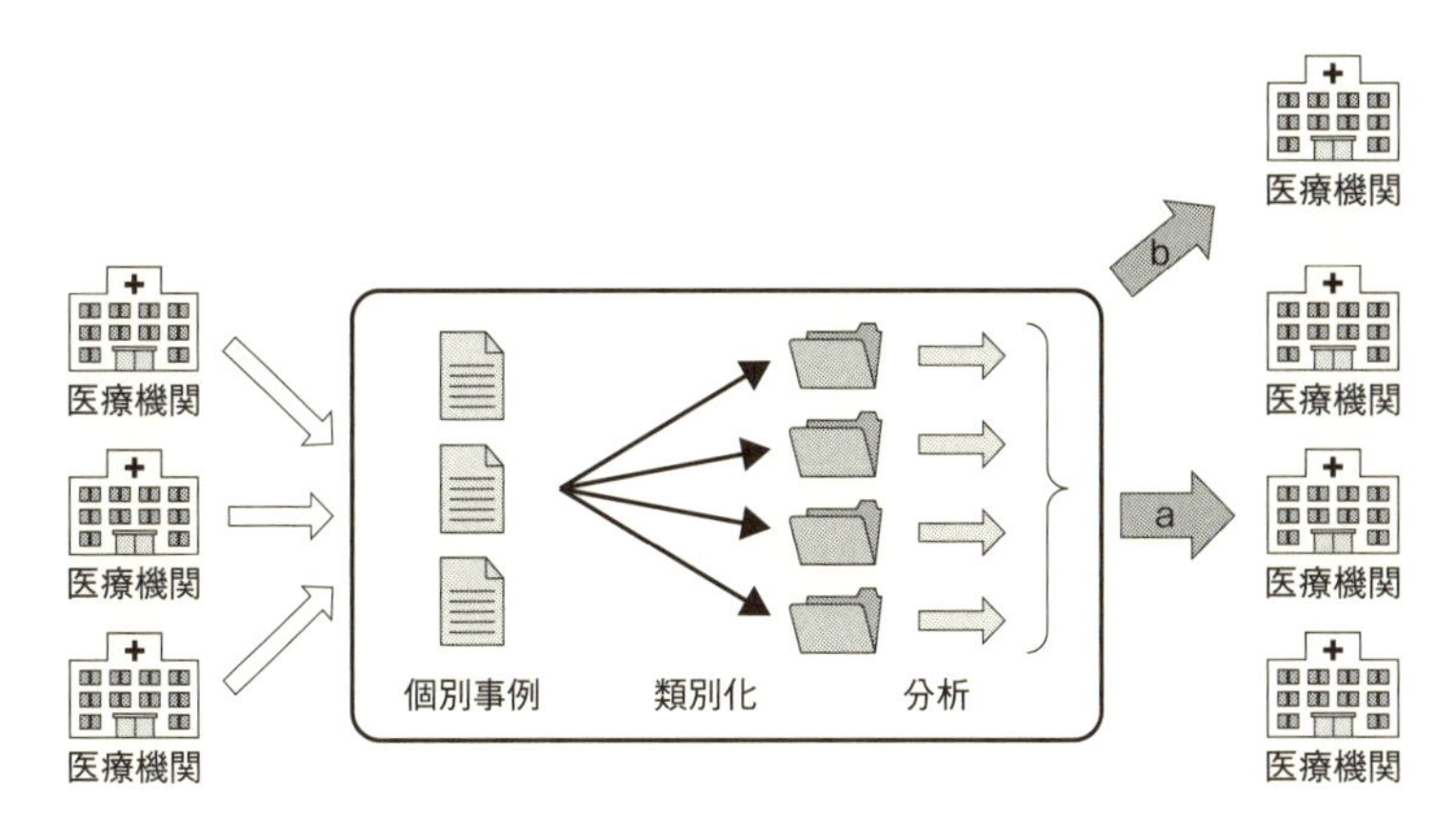

図3-2　平成28年6月24日制度見直し後センター業務ポンチ絵
複数病院等からのセンター報告事例を類別化・分析し、共通する再発防止策がある場合には、センター報告を行った複数の病院等にのみ再発防止策をフィードバックする仕組み（a）から、支援団体やその他病院等（b）にも情報提供できることとなった。

センターに遺族等から相談があった場合、医療安全支援センターを紹介する。遺族等から求めがあれば、相談の内容を病院等の管理者に伝達するが、センター業務はあくまでも「管理者に伝達」するのみであり、センター報告等を促してはならない。また、センターから「伝達」があった場合には、病院等は、放置することなく、直ちに遺族等に連絡を取り、再度、説明を行い、理解を得るように努めるべきであろう。

センターは、必要に応じて、医療事故調査報告書の内容について、確認・照会等ができるが、これには、あくまでも管理者の同意が必要である。また、センターから確認・照会等が行われたとしても、医療事故調査報告書の再提出及び遺族への再報告の義務はない。制度をしっかりと理解し、周囲の声に流されないようにするべきである。

病院等の管理者については、省令・通知で管理者の義務が強化された。省令でいう「死亡及び死産の確実な把握のための体制」とは、当該病院で死亡及び死産事例が発生したことが全て管理者に速やかに報告される体制である。

また、管理者が、医療事故調査制度の「医療事故」に該当しないと判断し、センターに報告しなかった事例について、遺族等から「医療事故が発生したのではないか」「センターに報告すべきではないか」等の申し出があった場合は、遺族等に「医療事故」に該当しない理由、センターに報告しない理由を分かりやすく説明するよう求められた。

これらは、今回の制度は現場中心の制度であることを明確にし、現場での確実な対応を求めたものといえよう。2016年（平成28年）6月24日の見直しについては、マスコミ等で誤った報道がなされた。今回の見直しで、医療現場に誤解が生じないように、なお書きで、「病院の管理者が、医療事故に該当するか否かの判断や医療事故調査等を行うものとする従来の取扱いを変更するものではない」と明記されている。医療事故調査制度は、医療現場中心の制度であり、医療現場の自立・自律の制度である。

医療安全支援センターについても記載されている。医療安全支援センターは従来から患者相談窓口として医療法第6条の13の規定に基づき設置されている制度である。今般センターが遺族等へ相談窓口として紹介することを踏まえて、取り扱いを記した通知であり、従来からの取り扱いに変更はない。

(Ⅲ) 医療事故調査制度の趣旨と遺族対応

「医療事故の定義」については、第2章で述べた。この項では、医療事故調査制度の趣旨と医療事故に係る調査の流れのポイントについて記しておきたい。

本制度は、当該病院等に勤務する医療従事者が提供した医療に起因(疑い例を含む)し、かつ当該管理者が予期しなかった死亡(又は死産)を対象としており、調査の目的は、医療の安全の確保であって、個人の責任追及ではないと定めている。事故が発生した当該医療機関の「院内医療事故調査」を基本としているが、これは、10年以上の経験と議論を基につくられた再発防止のための考え方を基盤としており、WHOドラフトガイドラインの考え方に適合したものである。外部から強制的に行う調査ではなく、医療従事者自らが事故に向き合い、主体的に取り組むことが前提となっている。

医療事故調査制度は、医学的な視点から事故の原因を明らかにし、個人ではなく構造的な視点から再発防止について検証・分析し、個々の経験を集積し再発防止に関する普及啓発へつなげていくための公益的な制度として策定されたものである。

医療事故に係る調査の際の大原則は、遺族への対応である。患者が死亡したときに、まず最初に迅速にすべきことは、遺族への対応・遺族に対する説明であろう。遺族への対応・説明は、医療の一環として非常に大事な事柄であり、遺族とのコミュニケーション不足は、遺族にとっても医療従事者にとっても不幸な事態を招きかねないので、注意が必要である。この遺族への説明部分は、図3－3の「制度の外で一般的に行う遺族等への説明」部分に該当する。「説明責任」といわれる部分は、この「制度の外で一般的に行う遺族等への説明」であり、「過誤の有無」が問題となる場合がある。

医療事故調査制度に定める「医療事故」と判断した場合には、医療事故調査制度そのもののルールにのっとって、医療の安全の確保を図っていくべきことは言うまでもない。しかしながら、最も重要なことは、院内で生じた全ての死亡症例を管理者の下で一元的にチェックし、本制度でいう「医療事故」に該当しなかった症例についても、事の軽重・性質に応じて院内での事例検証をたゆまずに行い、医療安全の確保に資するように努めていくことが重要である。この意味で、「医療事故」に該当する件数の多い少ないは、大きな問題ではなく、むしろ、法の規定する「医療事故」以外の多くの症例から、医療の安全の確保につながる検証を行い続けることこそが肝要であろう。

「センター報告を行えば裁判官の心証が良くなる」との意見を述べる人もいるが、これは大きな誤解である。この発想の底辺には、「センター報告を行わない」＝「隠ぺい」との誤った先入観があるのではないかと思われる。

医療事故調査制度は「医療の内」の制度であり、「医療安全」の制度である。一方、裁判は「医療の外」の制度であり、「紛争解決」の制度である。この二つを混同してはならない。医療法は、「医療の

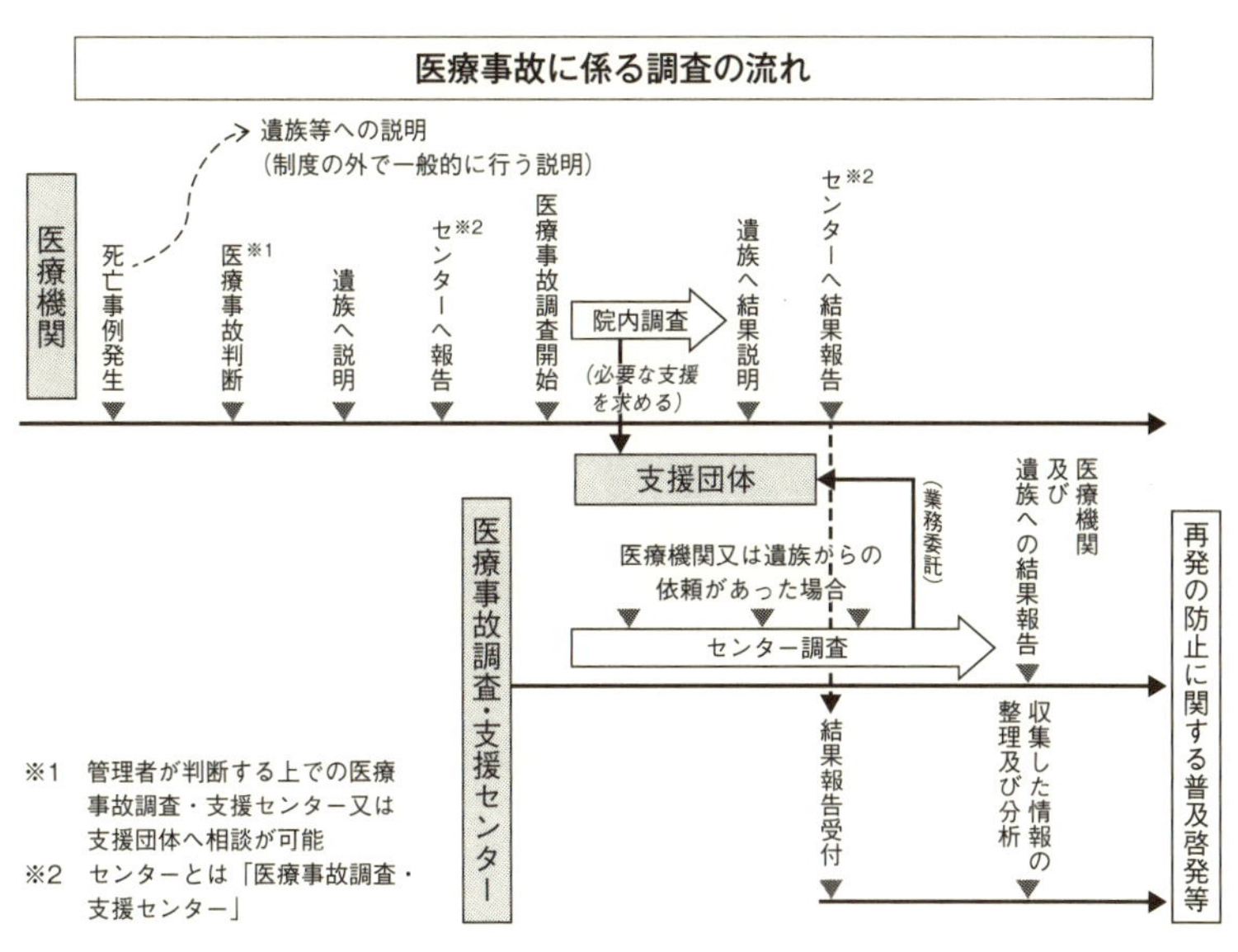

図3-3　厚労省資料（https://www.mhlw.go.jp/content/10800000/000890259.pdf）新版医療事故調査制度運用ガイドラインP34図

内」の「医療安全」の制度として「医療事故」という用語を法的に定義したものである。裁判は「医療の外」の「紛争解決」の手段であり、「医療過誤」か否かが争われる。医療事故調査制度の「医療事故」か否かと紛争の争点となる「医療過誤」か否かは、全く個々別々に決められるものである。したがって、「医療事故」であっても「医療過誤」でないケースもあると同様に「医療過誤」であって、「医療事故」でないケースもあり得る。医療事故調査制度の「医療事故」に該当すれば、センターに報告されるのであり、「医療事故」でないケースはセンターに報告されないというだけのことである。

「説明責任」は、図3-3の「制度の外で一般的に行う遺族等への説明」の部分の説明の問題であり、本制度と関係なく行われるべき説明である。本制度の説明は、医療法上の「医療事故」に該当するか否かを判断し、「医療事故」に該当すると思われた場合にセンターに報告する旨を遺族に説明するものである。

専ら医療安全の制度である本制度内の話で、「医療過誤」の有無を問う裁判の話が出てくるはずがなく、「裁判官の心証」などという話が出てくるはずもないのである。

前述したごとく、大原則は、「遺族への対応が第一である」ということである。本制度外で遺族への説明をしっかり行うべきである。本制度外で遺族へ発生したことをしっかり説明するのであるから、「隠ぺい」などではない。裁判官の心証に関係するのは、センター報告を行ったか否かではなく、本制度外での遺族への説明をしっかり行ったか否かであろう。

第４章　医療事故調査制度の施行に係る検討会

「医療事故調査制度の施行に係る検討会」は、本制度を理解するに際し、避けて通れない重要な会議である。２０１４年（平成26年）11月14日に第１回が開催され、２０１５年（平成27年）３月20日に検討会とりまとめとして「医療事故調査制度の施行に係る検討」が公表された。本検討会のとりまとめが、そのまま、省令・通知・Ｑ＆Ａとなった。解釈に関わる部分は、本検討会の議論を知ることで理解できる。それまで、10年にわたり混沌として先の見えなかった「医療事故調査制度」の省令・通知を作成し、医療事故調査制度創設に至った検討会であり、その討議内容は医療事故調査制度の解釈に直結しているのである。本検討会の緊迫した雰囲気は、後から振り返って表されるものではない。したがって、本改訂版でも、初版の第４章「医療事故調査制度の施行に係る検討会」の重要部分は、ほぼ、そのまま記載することとした。

紙幅の関係上、一部省略したため分かりにくい部分は前著『未来の医師を救う医療事故調査制度とは何か』を参照されたい。

（I）医療事故の定義をめぐる攻防、ポンチ絵の変遷

２０１５年（平成27年）３月20日の「施行に係る検討会」とりまとめ「医療事故調査制度の施行に係る検討について」がそのまま省令・通知・Q＆Aとなり、医療事故調査制度が施行されることとなる。この「施行に係る検討会」の議論に多くの答えが含まれているので議事録を要約して記載したいが、その前に、この議論での最重要部分である医療法第6条の10の医療事故の定義についてと、医療法第6条の16の医療事故調査・支援センター（以下センターという）業務について、添付されたポンチ絵を基に、厚労省担当者との綱引きの概要を記しておきたい。また、センターと支援団体の役割分担についても重要な修正があったので、この項で記載しておく。

医療事故の定義部分は、医療事故調査制度の根幹部分であり、ポンチ絵が全貌を表している。

1．センター業務について

図4－1は第3回検討会に厚労省から提出された資料である。医療法第6条の16、センター業務について、第2回検討会に厚労省案として提示されたポンチ絵が左（旧）であり、第2回検討会で、筆者が図右（新）のごとく修正を求めた。センター業務のポンチ絵は、第

3回検討会の議を経て、図4－1右（新）のように修正された。センター業務が個別事例の検討であるとの誤解を招かぬようにポンチ絵を修正したのである。

医療法第6条の16では、「医療事故調査・支援センターは、次に掲げる業務を行うものとする。」とされており、その第1号でセンター報告により収集した情報の整理及び分析を行うこととしている。図4－1右（新）ポンチ絵の左側にある複数の病院からの報告を収集し、情報を整理、類別化して分析を行うことが第一の業務である。さらに、これを受けて、第2号で、センター報告をした病院等の管理者に対し、1号業務で行った情報の整理、分析の結果について

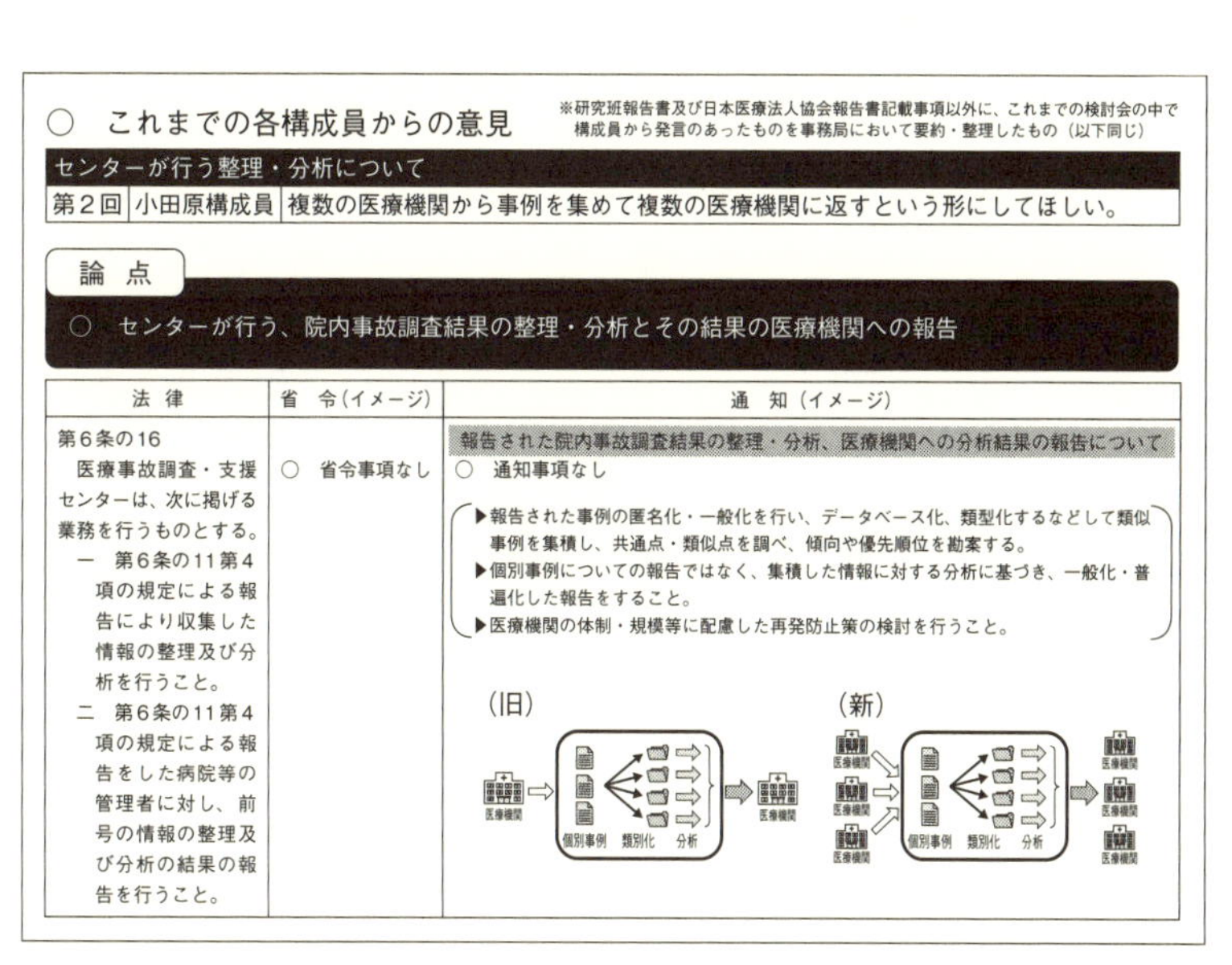

○　これまでの各構成員からの意見　※研究班報告書及び日本医療法人協会報告書記載事項以外に、これまでの検討会の中で構成員から発言のあったものを事務局において要約・整理したもの（以下同じ）

センターが行う整理・分析について		
第２回	小田原構成員	複数の医療機関から事例を集めて複数の医療機関に返すという形にしてほしい。

論　点

○　センターが行う、院内事故調査結果の整理・分析とその結果の医療機関への報告

法　律	省　令（イメージ）	通　知（イメージ）
第６条の16 医療事故調査・支援センターは、次に掲げる業務を行うものとする。 一　第６条の11第４項の規定による報告により収集した情報の整理及び分析を行うこと。 二　第６条の11第４項の規定による報告をした病院等の管理者に対し、前号の情報の整理及び分析の結果の報告を行うこと。	○　省令事項なし	報告された院内事故調査結果の整理・分析、医療機関への分析結果の報告について ○　通知事項なし ▶報告された事例の匿名化・一般化を行い、データベース化、類型化するなどして類似事例を集積し、共通点・類似点を調べ、傾向や優先順位を勘案する。 ▶個別事例についての報告ではなく、集積した情報に対する分析に基づき、一般化・普遍化した報告をすること。 ▶医療機関の体制・規模等に配慮した再発防止策の検討を行うこと。

図4-1　センター業務ポンチ絵の推移（第３回施行に係る検討会資料）

の報告を行うというスキームになっている。すなわち、報告された事例を匿名化・一般化し、データベース化、類型化するなどして類似事例を集積し、共通点・類似点を調べ、医療機関の体制・規模等に配慮した再発防止策を検討し、その結果を図4－1右（新）ポンチ絵の右側部分のセンター報告をしてくれた複数の医療機関にフィードバックするという仕組みである。個別の事例の中身を分析し、何があったのかを調査するものではない。センター業務は、個別事例の分析ではなく、集積事例の分析であることは明白である。

2．支援団体とセンターの役割分担

支援団体とセンターの役割分担についても一言触れておかねばならない。厚労省提示案は図4－2上であり、修正後が図4－2下である。厚労省案では、「医療事故の判断など制度全般に関する相談」がセンターのみの業務とされていた。センターにはセンター調査の権限が与えられている。センターが、医療事故か否かの判断について相談を受け、なおかつ、センター調査の権限を行使することは利益相反の可能性がある。相談業務は支援団体が行うべきであると主張したのである。結局、第3回検討会において、図4－2下のごとく、支援センター、支援団体ともに相談業務ができることとなった。支援団体が相談業務を行えるようになったのは大きな前進である。制度の本質を考えれば、医療事故か否かの判断についての支援は支援センターではなく、支援団体が行うべきものである。相談を受けた事案をそのままセンターに紹介するようでは、支援団体も自らの役割を果たしていないと言うべきであろう。

3. 医療事故の定義について

「医療事故の定義」部分が医療事故調査制度の核心部分であり、施行に係る検討会の天王山でもあるので、経緯を詳述したい。

[1] 医療事故の定義ポンチ絵の推移

施行に係る検討会の議論では、幸いにして、筆者が主導権をとることができた。たたき台となった日本医療法人協会医療事故調ガイドラインが注目を浴びたからである。注目を浴びるということは、あらゆる方角からの集中砲火を受けること

厚労省原案

〈支援団体とセンターの役割分担（案）〉

支援の類型			センター	職能団体 病院団体	大学病院等	関係学会
医療事故の判断など制度全般に関する相談			○			
調査に関する具体的支援						
	調査等に関する助言		○	○	○	○
	技術的支援	解剖に関する支援		○	○	○
		死亡時画像診断に関する支援		○	○	○

修正後

〈支援団体とセンターの役割分担（案）〉

支援の類型			センター	職能団体 病院団体	大学病院等	関係学会
医療事故の判断など制度全般に関する相談			○	○	○	○
調査に関する具体的支援						
	調査等に関する助言		○	○	○	○
	技術的支援	解剖に関する支援		○	○	○
		死亡時画像診断に関する支援		○	○	○

図4-2　支援団体とセンターの役割分担を修正（相談業務を支援団体へ拡充）

でもあったが、反面、厚労省担当部局と詳細に事前協議をすることにもなったのである。厚労省とは、ぎりぎりの攻防を行った。医療事故の定義はこの制度の根幹部分であり、基礎知識として必須の事項である。

事前配布の未定稿資料として厚労省が提示した資料の医療事故の定義部分が図4－3である。上部枠内のポンチ絵を見ていただきたい。これは、法の趣旨（「医療に起因し、又は起因すると疑われる死亡又は死産」であって、（かつ）当該管理者が「当該死亡又は死産を予期しなかったもの」）を

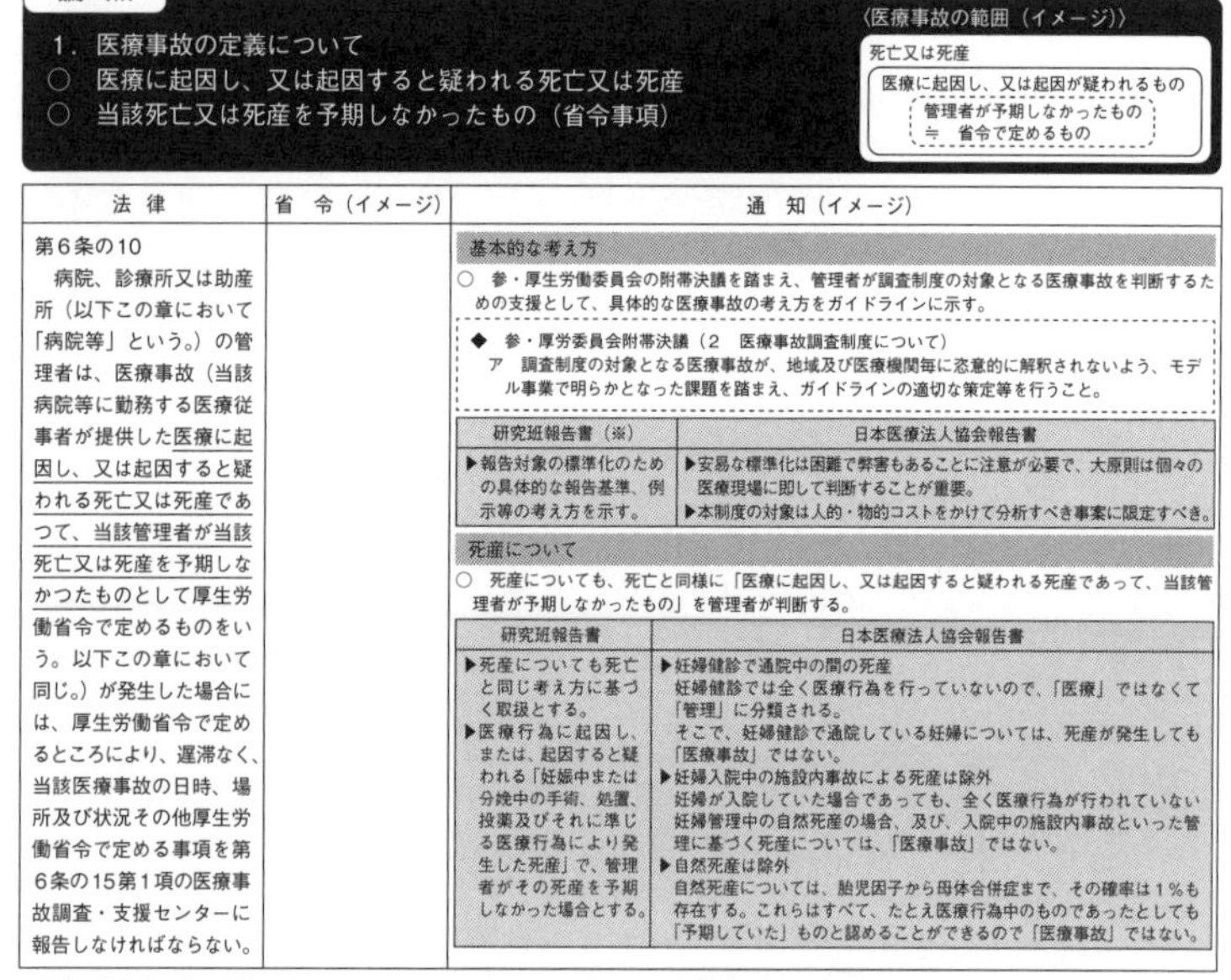

論　点

1．医療事故の定義について
○　医療に起因し、又は起因すると疑われる死亡又は死産
○　当該死亡又は死産を予期しなかったもの（省令事項）

〈医療事故の範囲（イメージ）〉
死亡又は死産
医療に起因し、又は起因が疑われるもの
管理者が予期しなかったもの
≒　省令で定めるもの

法　律	省　令（イメージ）	通　知（イメージ）
第6条の10 病院、診療所又は助産所（以下この章において「病院等」という。）の管理者は、医療事故（当該病院等に勤務する医療従事者が提供した医療に起因し、又は起因すると疑われる死亡又は死産であつて、当該管理者が当該死亡又は死産を予期しなかつたものとして厚生労働省令で定めるものをいう。以下この章において同じ。）が発生した場合には、厚生労働省令で定めるところにより、遅滞なく、当該医療事故の日時、場所及び状況その他厚生労働省令で定める事項を第6条の15第1項の医療事故調査・支援センターに報告しなければならない。		基本的な考え方 ○　参・厚生労働委員会の附帯決議を踏まえ、管理者が調査制度の対象となる医療事故を判断するための支援として、具体的な医療事故の考え方をガイドラインに示す。 ◆　参・厚労委員会附帯決議（2　医療事故調査制度について） ア　調査制度の対象となる医療事故が、地域及び医療機関毎に恣意的に解釈されないよう、モデル事業で明らかとなった課題を踏まえ、ガイドラインの適切な策定等を行うこと。 【研究班報告書（※）】▶報告対象の標準化のための具体的な報告基準、例示等の考え方を示す。 【日本医療法人協会報告書】▶安易な標準化は困難で弊害もあることに注意が必要で、大原則は個々の医療現場に即して判断することが重要。▶本制度の対象は人的・物的コストをかけて分析すべき事案に限定すべき。 死産について ○　死産についても、死亡と同様に「医療に起因し、又は起因すると疑われる死産であって、当該管理者が予期しなかったもの」を管理者が判断する。 【研究班報告書】▶死産についても死亡と同じ考え方に基づく取扱とする。▶医療行為に起因し、または、起因すると疑われる「妊娠中または分娩中の手術、処置、投薬及びそれに準じる医療行為により発生した死産」で、管理者がその死産を予期しなかった場合とする。 【日本医療法人協会報告書】▶妊婦健診で通院中の間の死産 妊婦健診では全く医療行為を行っていないので、「医療」ではなくて「管理」に分類される。 そこで、妊婦健診で通院している妊婦については、死産が発生しても「医療事故」ではない。 ▶妊婦入院中の施設内事故による死産は除外 妊婦が入院していた場合であっても、全く医療行為が行われていない妊婦管理中の自然死産の場合、及び、入院中の施設内事故といった管理に基づく死産については、「医療事故」ではない。 ▶自然死産は除外 自然死産については、胎児因子から母体合併症まで、その確率は1％も存在する。これらはすべて、たとえ医療行為中のものであったとしても「予期していた」ものと認めることができるので「医療事故」ではない。

※研究班報告書：診療行為に関連した死亡の調査の手法に関する研究班（研究代表者：西澤寛俊）以下同じ。

図4-3　厚労省原案ポンチ絵（第2回施行に係る検討会事前打ち合わせ資料）

正しく反映していない。筆者は、厚労省担当者に修正を求めた。２０１４年（平成26年）11月25日、（第2回検討会の前日）他の修正事項とともに手書きの修正ポンチ絵をＦａｘで厚労省に送り、その後、上京した。ホテルにチェックインした途端に厚労省から電話が入った。筆者が提示した多くの部分が修正されたが、ポンチ絵部分はそのままで修正されなかった。このため、筆者は厚労省に飛んでいった。もう外は暗くなっていた。厚労省は翌日の検討会の準備で、多くの職員が残業をしていた。すでに、翌日の資料作成のために印刷機は回っていたのである。残業していた医療安全推進室長補佐にポンチ絵の修正を強く求めた。事の重要性を認識した補佐が、「輪転機は回したか？」と大声を出した。「はい。回ってます」という返事。「止めろ、止めろ、止めろ」。このようにして、翌日の配布資料を印刷中であった輪転機は止まった。補佐は、とりあえず印刷機を止め、上司と協議して連絡するとのことであったので、厚労省を辞去し、ホテルに帰った。後刻、電話が入った。翌日の検討会では、ポンチ絵は提示しないとの返事であった。翌日、検討会に出された資料では、ポンチ絵は削除されていた。

しかし、この問題が解決されたわけではない。筆者が提示したポンチ絵が採用されていないのである。手書きの図をパワーポイントで作り直した（図４－４）。医療安全推進室長では、埒が明かないと考え、この図４－４を持って、12月2日、法令系上司である総務課長に直談判に行ったのである。

筆者と井上清成顧問弁護士と二人で厚労省に出向き、総務課長と面談、図４－４のポンチ絵を提示したところ、医療法で規定している医療事故の定義の解釈は図4－4のとおりであることをあっさりと認めてくれたのである。これで、医療事故調査制度の根幹である医療事故の定義が筆者らの主張どおり進むこととなった。第4回検討会で厚労省は、医療事故の定義図として、図4－5を提示した。これが、施行に係る検討会の結論としての「医療事故の定義」となるのである。筆者らの主張（図4－4）と確定した厚労省提示医療事故の範囲図（図4－5）、さらには当初厚労省ポンチ絵（図4－3）を比較したものが、図4－6である。筆者らが提示した医療事故の定義（図4－6左下）は、

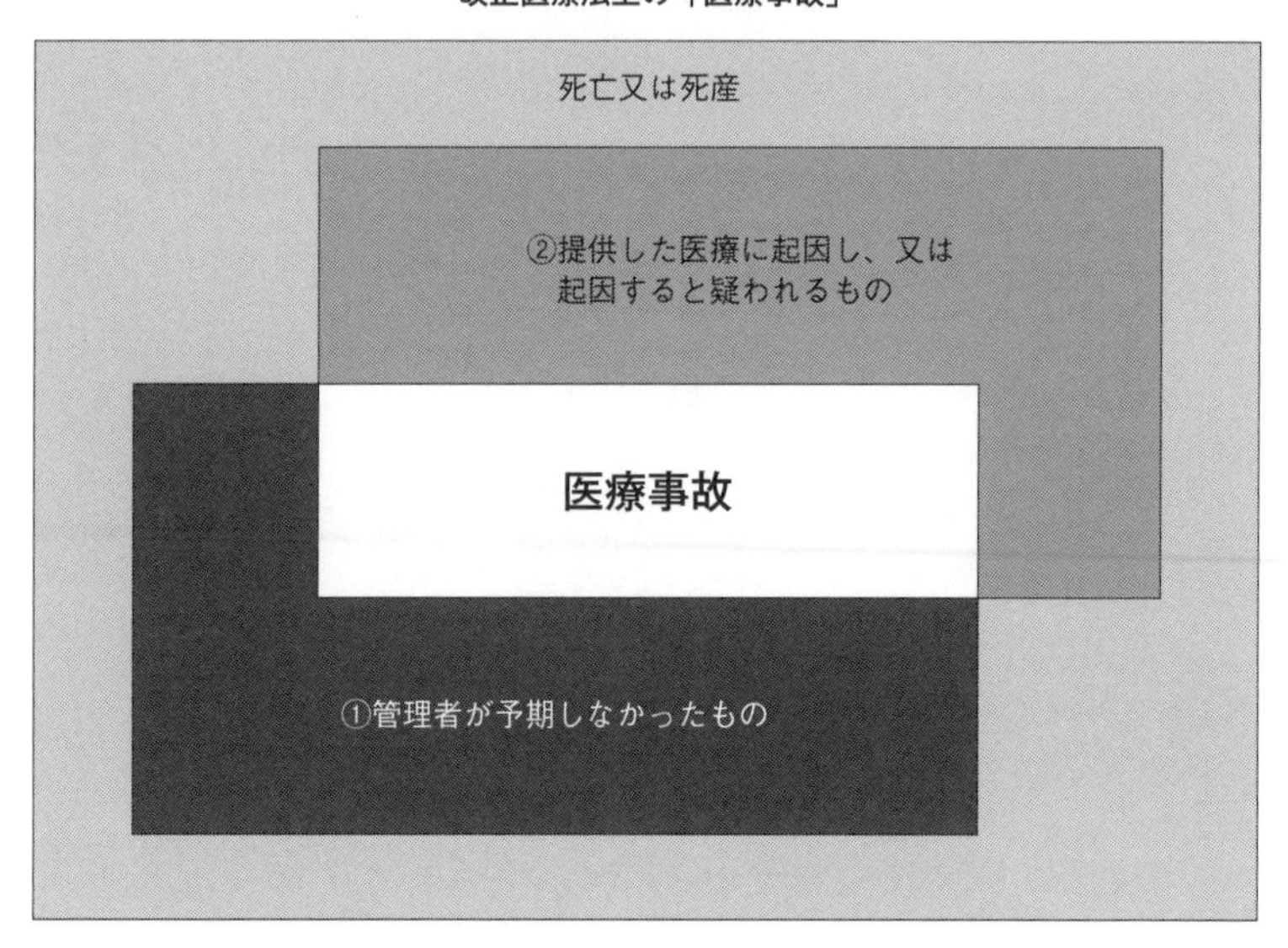

図4-4　厚労省総務課長へ筆者提示ポンチ絵（事前打ち合わせ資料）

第4回施行に係る検討会厚労省提示医療事故の範囲図（図4－6上）と同じであり、全ての枠がそろっている。ところが、当初の厚労省ポンチ絵（図4－6右下）を第4回施行に係る検討会厚労省提示医療事故の範囲図（図4－6上）と比較すると、「医療に起因せず、予期しなかった死亡」部分の枠が含まれていない。これでは、不当に報告対象が広がることとなる。医療事故の定義図は、それほど重要な部分だった。また、医療事故の定義に筆者らの主張が取り入れられたことで、医療事故調査制度の大半は解決した。第4回検討会で医療事故の定義が確定したことにより、筆者はとりまとめへと舵を切った。医療法上の「医療事故」は、

論点整理

1．医療事故の定義について
○　医療に起因し、又は起因すると疑われるもの

法律	第6条の10 病院、診療所又は助産所（以下この章において「病院等」という。）の管理者は、医療事故（当該病院等に勤務する医療従事者が提供した医療に起因し、又は起因すると疑われる死亡又は死産であつて、当該管理者が当該死亡又は死産を予期しなかつたものとして厚生労働省令で定めるものをいう。以下この章において同じ。）が発生した場合には、厚生労働省令で定めるところにより、遅滞なく、当該医療事故の日時、場所及び状況その他厚生労働省令で定める事項を第6条の15第1項の医療事故調査・支援センターに報告しなければならない。	
省令事項		②「予期しなかったもの」
通知事項	①「医療に起因し又は起因すると疑われる」	②「予期しなかったもの」

○　医療事故の範囲

	医療に起因し、又は起因すると疑われる死亡又は死産	左記に該当しない死亡又は死産
管理者が予期しなかったもの	制度の対象事案	
管理者が予期したもの		

※　過誤の有無は問わない

図4-5　第4回施行に係る検討会提示厚労省資料（医療事故の定義図）

「医療に起因する死亡」要件と「予期しなかった死亡」要件を共に満たすものである。両要件は、各々、別々に検討しなければならない。当初の厚労省提示図（図4－3）では、「医療に起因する死亡」要件の検討の入口はあるが、「予期しなかった死亡」要件の入口がないのである。この「医療事故」の定義は、最重要部分である。

［2］予期しなかった死亡要件について

医療事故の定義の大枠は前述のごとく、目途がついた。続いて、医療事故の定義の2つの要件について述べたい。「予期しなかった死亡」要件に関して、第4回施行に係る検討会で厚労省案が提示された。「予期しなかった死亡」要件は省令事項である。この省令部分は筆者に事前に提示されたが、筆者に異存はなかった。その場で、異議な

	医療に起因し、又は起因すると疑われる死亡又は死産	左記に該当しない死亡または死産
管理者が予期しなかったもの	制度の対象事案	
管理者が予期したもの		

※過誤の有無は問わない

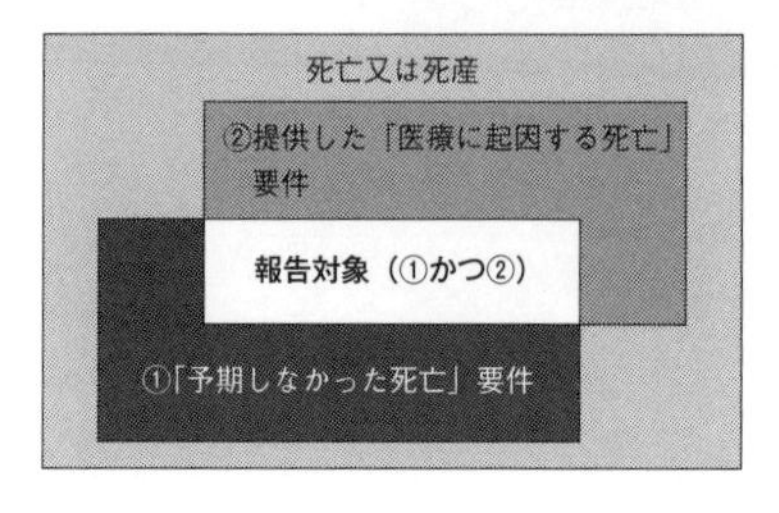

医療に起因せず、管理者が予期した死亡

医療に起因するが、管理者が予期した死亡

医療に起因し管理者が予期しなかった死亡

■ 医療に起因せず、予期しなかった死亡分野がない

図4-6　医療事故の定義ポンチ絵比較

いことを即答した。「予期しなかった死亡」要件については、このようにして、省令・通知事項が決定された。

［3］医療起因性要件の推移

第4回施行に係る検討会は、「医療事故の定義」と「予期しなかった死亡」要件（省令事項）が主戦場であった。この2つの大きなテーマに目途をつけた後、厚労省と「医療起因性」要件（通知事項）について詰めに入った。筆者は医療法人協会修正案として図4－7を提示した。2015年（平成27年）1月28日の厚労省提示案が図4－8（削除部分を明示し、筆者が厚労省に返信したもの

「医療に起因する（疑いを含む）」死亡又は死産の考え方（医法協案）

医療に起因し、又は起因すると疑われる死亡又は死産（①）	①に含まれない死亡又は死産（②）
○　診察 　※　管理者が医療に起因すると判断したもの ○　検査等（経過観察を含む） 　－　検体検査に関連するもの 　－　生体検査に関連するもの 　－　診断穿刺・検体採取に関連するもの 　－　画像検査に関連するもの ○　治療（経過観察を含む） 　－　投薬・注射（輸血含む）に関連するもの 　－　リハビリテーションに関連するもの 　－　処置に関連するもの 　－　手術（分娩含む）に関連するもの 　－　麻酔に関連するもの 　－　放射線治療に関連するもの	左記以外のもの 〈具体例〉 ○　施設管理に関連するもの 　－火災等に関連するもの 　－地震や落雷等、天災によるもの 　－その他 ○　併発症 　（提供した医療に関連のない、偶発的に生じた疾患） ○　原病の進行 ○　院内で発生した殺人・傷害致死、等 ○　その他※3 　－療養に関連するもの 　－院内感染の予防策に関連するもの 　－転倒・転落に関連するもの 　－誤嚥に関連するもの 　－患者の隔離・身体的拘束／身体抑制に関連するもの

※1　医療の項目には全ての医療従事者が提供する医療が含まれる。
※2　①、②への該当性は、疾患や医療機関における医療提供体制の特性・専門性によって異なる。
※3　管理者が医療に起因したと判断した場合は①とすることもあり得る

図4-7　筆者提出「医療に起因する死亡又は死産の考え方」（日本医療法人協会案）

で、吹き出し部分は追加した）である。

詰めの段階に入っていたが、「管理者が医療上の管理に起因し……」との案文を「管理者が医療に起因し……」と条文どおりにするよう修正を求めた。また、「院内感染の予防策に関連するもの」の記載の削除を求めた。実は、もう1点、「診察」の削除を求めたのである。「単なる診察で死亡するということなどあり得ない」。聴診器を当てている最中に死亡することが、仮にあるとしても、聴診器を当てたことが死因になるということなどあり得ないと主張した。一旦、厚労省は診察の削除に同

「医療に起因する（疑いを含む）」死亡又は死産の考え方（案）　1/28事務局案

「当該病院等に勤務する医療従事者が提供した医療に起因し、又は起因すると疑われる死亡又は死産であって、当該管理者が当該死亡又は死産を予期しなかったもの」を、医療事故として管理者が報告する。

下記の「医療」に起因し、又は起因すると疑われる死亡又は死産（①）	①に含まれない死亡又は死産（②）
○　診察［削除を求めた］ 　－　徴候、症状に関連するもの ○　検査等（経過観察を含む） 　－　検体検査に関連するもの 　－　生体検査に関連するもの 　－　診断穿刺・検体採取に関連するもの 　－　画像検査に関連するもの ○　治療（経過観察を含む） 　－　投薬・注射（輸血含む）に関連するもの 　－　リハビリテーションに関連するもの 　－　処置に関連するもの 　－　手術（分娩含む）に関連するもの 　－　麻酔に関連するもの 　－　放射線治療に関連するもの 　－　医療機器の使用に関連するもの ○　その他［削除要望］ 　以下のような事案については、管理者が医療上の管理に起因し、又は起因すると疑われるものと判断した場合 　－　療養に関連するもの 　－　院内感染の予防に関連するもの［削除要望］ 　－　転倒・転落に関連するもの 　－　誤嚥に関連するもの 　－　患者の隔離・身体的拘束／身体抑制に関連するもの	左記以外のもの 〈具体例〉 ○　施設管理に関連するもの 　－火災等に関連するもの 　－地震や落雷等、天災によるもの 　－その他 ○　併発症 　（提供した医療に関連のない、偶発的に生じた疾患） ○　原病の進行 ○　自殺（本人の意図によるもの） ○　その他 　－院内で発生した殺人・傷害致死、等

※1　医療の項目には全ての医療従事者が提供する医療が含まれる。
※2　①、②への該当性は、疾患や医療機関における医療提供体制の特性・専門性によって異なる。

図4-8　厚労省提示事前打ち合わせ資料筆者回答（筆者削除要望部分を示す）

意した。しかし、その後、連絡が入った。医療法の他の部分に、医療とは、「診察」「検査」「治療」との記載があるという。ここで、診察を削除すると法文上の整合性を欠くことになるので削除は難しいとのことであった（医療法のどの部分と整合性を欠くのかは確認できていない）。このため、やむを得ず、「診察」を残すことに合意。代わりに、医療法上の整合性のために「診察」が入っただけであることを明確にしてくれるように要求した。その結果、それまで「下記の『医療』に起因し、又は起因すると疑われる死亡又は死産」との記載であったものを、「『医療』（下記に示したもの）に起因し、又は起因すると疑われる死亡又は死産」と修正することとなった。この意味するところは、「下記に示したものは、単に『医療』のリストである。『医療』に起因する死亡があった場合に医療起因性があるということなので、実質的には、『診察』に起因する死亡はない」という解釈である（ただ、その他の項目が左側の①の枠内に入ったために分かりづらくなっている）。下記が医療法上の「医療」の単なるリストであるということは、第6回施行に係る検討会の席上、医療安全推進室長が、約束どおり明言した。結局、第5回施行に係る検討会に提示されたものは図4－9であり、「医療起因性の該当性は、疾患や医療機関における医療提供体制の特性・専門性により異なる」旨の個別性重視が明記された。

因みに、理解のために、筆者らが厚労省及び科研費研究班に提示した案（図4－7）について補足説明すると、※3部分には原則、医療起因性はないので、右枠内（②）としたものであるが、他団体との関係上、左枠内に入れるということで厚労省と合意した。その他として左枠（①）に挿入されることとなった。医療法人協会案が理解しやすいと思う。

［4］決着した医療事故の定義

図4－5が決着した医療事故の定義であり、報告すべき医療事故は、「医療に起因する死亡であり、なおかつ、予期しなかった死亡」である。右下に記載されている、「※過誤の有無は問わない」の一文が重要である。この「予期しなかった死亡」要件は、省令で、第1号から第3号のいずれにも該当しないと管理者が認めたものと決定した。

「医療に起因する死亡」要

「医療に起因する（疑いを含む）」死亡又は死産の考え方　別紙

「当該病院等に勤務する医療従事者が提供した医療に起因し、又は起因すると疑われる死亡又は死産であって、当該管理者が当該死亡又は死産を予期しなかったもの」を、医療事故として管理者が報告する。

「医療」（下記に示したもの）に起因し、又は起因すると疑われる死亡　又は死産（①）	①に含まれない死亡又は死産（②）
○　診察 　－　徴候、症状に関連するもの ○　検査等（経過観察を含む） 　－　検体検査に関連するもの 　－　生体検査に関連するもの 　－　診断穿刺・検体採取に関連するもの 　－　画像検査に関連するもの ○　治療（経過観察を含む） 　－　投薬・注射（輸血含む）に関連するもの 　－　リハビリテーションに関連するもの 　－　処置に関連するもの 　－　手術（分娩含む）に関連するもの 　－　麻酔に関連するもの 　－　放射線治療に関連するもの 　－　医療機器の使用に関連するもの ○　その他 　以下のような事案については、管理者が医療に起因し、又は起因すると疑われるものと判断した場合 　－　療養に関連するもの 　－　転倒・転落に関連するもの 　－　誤嚥に関連するもの 　－　患者の隔離・身体的拘束／身体抑制に関連するもの	左記以外のもの 〈具体例〉 ○　施設管理に関連するもの 　－火災等に関連するもの 　－地震や落雷等、天災によるもの 　－その他 ○　併発症 　（提供した医療に関連のない、偶発的に生じた疾患） ○　原病の進行 ○　自殺（本人の意図によるもの） ○　その他 　－院内で発生した殺人・傷害致死、等

※1　医療の項目には全ての医療従事者が提供する医療が含まれる。
※2　①、②への該当性は、疾患や医療機関における医療提供体制の特性・専門性によって異なる。

図4-9　「医療に起因する死亡又は死産の考え方」施行に係る検討会とりまとめ

件については、通知で規定することは避け、参考別紙として「『医療に起因する（疑いを含む）』死亡又は死産の考え方」（図4－9）が決定した。

「過誤の有無は問わない」について、一言述べておきたい。「過誤の有無は問わない」は、今回の制度の出発点である。今回の定義の医療事故（医療起因性要件と予期しなかった死亡要件を共に満たすもの）に該当するものは、過誤の有無に関係なく、センターに報告する必要があり、逆に、今回の定義の医療事故に該当しないものは、過誤の有無に関係なく、報告の必要はない。今回の制度理解の根底にあるのが、この「過誤の有無を問わない」である。ところが、この重要な一文が、明文として存在

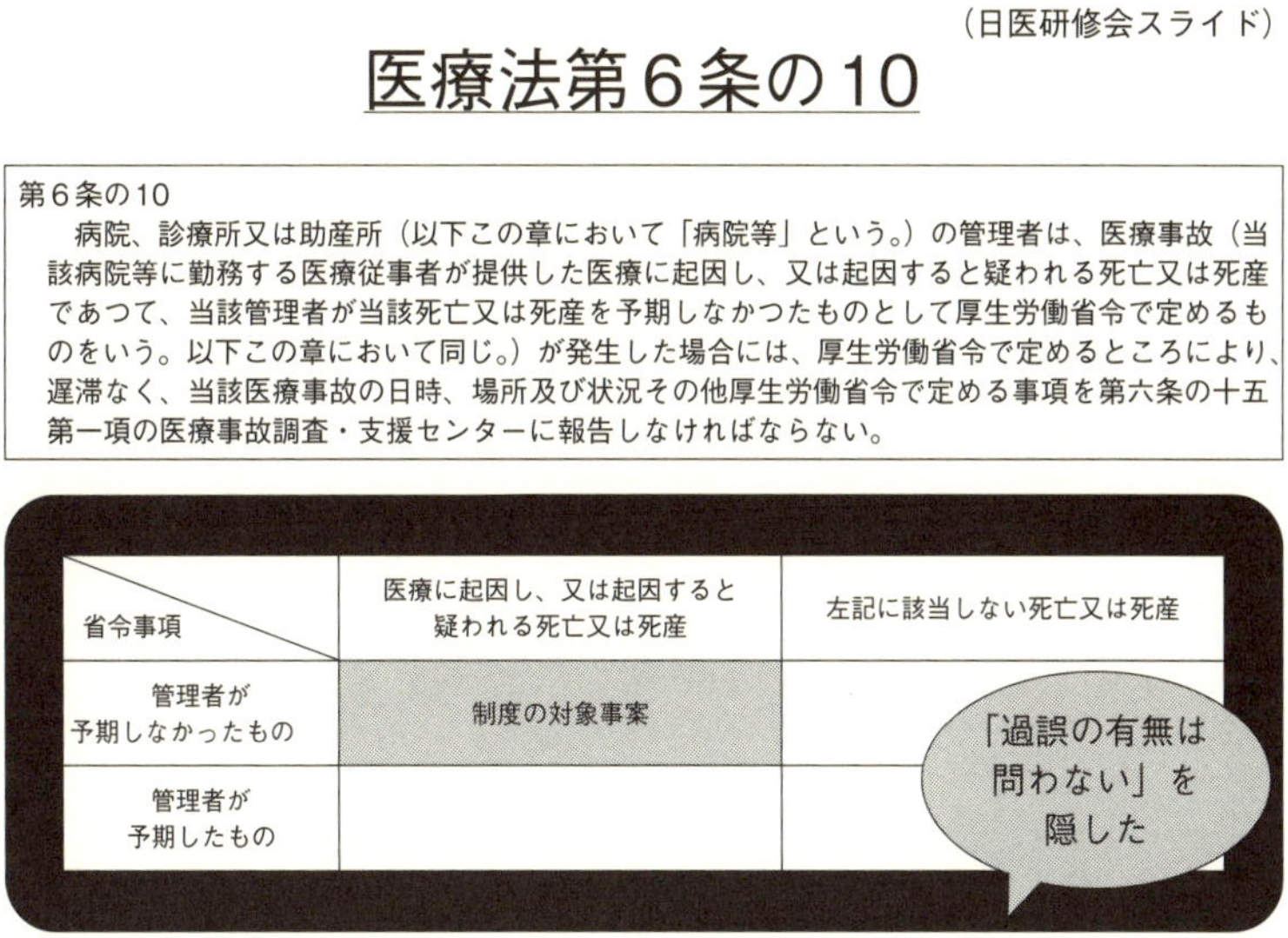

（日医研修会スライド）

医療法第６条の10

第６条の10
　病院、診療所又は助産所（以下この章において「病院等」という。）の管理者は、医療事故（当該病院等に勤務する医療従事者が提供した医療に起因し、又は起因すると疑われる死亡又は死産であつて、当該管理者が当該死亡又は死産を予期しなかつたものとして厚生労働省令で定めるものをいう。以下この章において同じ。）が発生した場合には、厚生労働省令で定めるところにより、遅滞なく、当該医療事故の日時、場所及び状況その他厚生労働省令で定める事項を第六条の十五第一項の医療事故調査・支援センターに報告しなければならない。

省令事項	医療に起因し、又は起因すると疑われる死亡又は死産	左記に該当しない死亡又は死産
管理者が予期しなかったもの	制度の対象事案	
管理者が予期したもの		

「過誤の有無は問わない」を隠した

図4-10　日医、厚生局研修会スライド（「※過誤の有無は問わない」が消されている）

するのは、この図４－５の右下の記載のみである（省令・通知発出後、筆者の指摘でQ&A に記載された）。今回の制度は、過誤と切り離すことによって、初めて理解できるのであって、パラダイムシフトできていない人々が混乱しているのは、過誤と切り離して理解できていないからである。医療事故の定義についての厚労省との水面下のやりとりについて、ずっと沈黙を保っていた筆者が、図４－３のまぼろしの厚労省原案ポンチ絵を公表したのは、「※過誤の有無は問わない」をマスクしたスライド（図４－10）が出回ったからである。唯一文書として明示されているこの部分をマスクして使用するということは故意に解釈の変更を目論んでいるとしか思えない。この時点で、まぼろしのポンチ絵を公表する必要が出てきたのである。

（Ⅱ）医法協ガイドラインと第１回医療事故調査制度の施行に係る検討会

２０１４年（平成26年）11月14日、「医療事故調査制度の施行に係る検討会」の第１回会議が開催され、これから翌年の２０１５年（平成27年）２月25日の第６回会議（最終回）まで、タイトな日程で、論戦が続いた。合意寸前であった施行に係る検討会は、最終回の第６回会議が大荒れに荒れて合意できない事態となった。結局、再度の会議を開くか否かも含めて調整することとなり、第６回会議後、厚労省の必死の調整が続いたのである。その結果、なんとか合意に達して、２０１５年（平成27年）３月20日、施行に係る検討会とりまとめ（「医療事故調査制度の施行に係る検討について」）が公表されることとなった。施行に係る検討会は医政局長の下に設置された検討会であるが、ほぼ、全過程、橋本岳政務官、二川一男医政局長が出席するという異例の検討会であった。筆者は、施行に係る検討会に構成員として参加し、医療法人協会案の説明を行った。ここで、第1回の施行に係る検討会について記述したい。検討会の議事録全文は厚労省ホームページに掲載されている。

第1回医療事故調査制度の施行に係る検討会

2014年（平成26年）11月14日、厚労省第12会議室において、施行に係る検討会の第1回会議が開催された。医療関係・報道関係他数多くの傍聴者の中での、全面公開の検討会である。議事録も公開が予定されていた。日本医療法人協会医療事故調ガイドライン（現場からの医療事故調ガイドライン検討委員会最終報告書）（以下、医法協案という）が検討資料として採用された。厚労科研費研究中間議論の整理も検討資料として採用されているが、これは、論点整理にとどまるため、完成版である医法協案が中心となり、議論は進行していった。筆者は、検討会のあらゆるメンバーから集中砲火を浴びることとなる。しかしながら、これは、裏を返せば、医法協案がたたき台になったということである。

第1回施行に係る検討会では、厚労省事務局からの資料確認の後、橋本岳政務官から挨拶があった。橋本岳政務官は、自身の経験から、システムエンジニアリングの世界でいわれるＫＩＳＳの法則（Keep it simple and short（or small））を紹介し、これはシステムは簡潔にコンパクトに作りなさいという教訓であると述べた。また、医療事故調査制度にも言及し、今回成立した医療法では、医療事故調査制度の目的はシンプルなものであること、この法律に基づいて、具体化するための検討をお願いしたいと明確な挨拶であった。

以下、議事録要約を記す。資料説明、筆者発言は概要にとどめ、他構成員発言及び議論部分については、関係部分はできるだけ議事録のとおりとし、「です・ます」調の記述とした。

また一部、前発言者の発言を省略した関係上意味が分かりにくい点があるが、厚労省議事録（医療事故調査制度の施行に係る検討会　２０１４年11月14日～２０１５年3月20日）を参照されたい。

第１回医療事故調査制度の施行に係る検討会議事

大坪寛子医療安全推進室長

医療事故調査制度について、これまでの検討の経緯、医療事故に係る調査の仕組みをポンチ絵で説明、関係する医療法、及び附則の説明があった。

西澤寛俊構成員

厚生労働科学研究補助金による研究事業の10月23日中間的議論の整理について説明。

小田原良治構成員

日本医療法人協会医療事故調ガイドライン（現場からの医療事故調ガイドライン検討委員会最終報告書）を説明。

現場に受け入れられない制度は到底成功するとは思えないので、現場目線でとりまとめた。このために、「臨床現場の医療従事者が判断に迷わないよう、また、臨床現場に過剰な負担が生じ、医師等の患者さん方に割くべき時間が取られ、患者さんが危険に晒されることのないよう、改正医療法の条文を原則論から解説するとともに、本制度の実施・運用のあり方について提言を行う。

「当ガイドラインの原則」では原則①として「遺族への対応が第一であること」としているが、これは医療者の大原則であり、患者さん死亡時に迅速にすべきことは遺族への対応、遺族に対する説明であり、センター報告ではない。遺族への対応、説明は、医療安全の確保を目的とする本制度の外にあるものであるが、医療の一環として大事なことであり、遺族とのコミュニケーション不足が予想外の紛争を招き、遺族にとっても、医療従事者にとっても不幸な事態となることから、原則①で遺族への対応の重要性を強調した。原則②は「法律にのっとった内容であること」、原則③は「本制度は医療安全の確保を目的とし、紛争解決・責任追及を目的としない」」、原則④は「WHOドラフトガイドラインに準拠すべきこと（非懲罰性・秘匿性を守るべきこと）」、原則⑤は「院内調査が中心で、かつ、地域ごと・病院ごとの特性に合わせて行うべきであること」、原則⑥は「本制度により医療崩壊を加速してはならないこと」
再発防止策は、個々のケースから短絡的に行うべきではなく、死亡に至らないケースや、ヒヤリ・ハット事例も含めて、従来どおり、院内医療安全委員会で検討すべき。既存の医療事故情報収集等事業（日本医療機能評価機構）を活用すべき。
「予期しなかった死亡」の定義について、「予期しなかった死亡」とは、「亡くなるとは思わなかった」という状況であり、「死亡という結果」を予期しなかったものである。定義すれば、「通常想定しないような死亡」である。「予期しなかった死亡」は「予期」という要素だけに着目して小さく狭く制度を開始すべきであり、医療法も、病院管理者の主観に「予期しなかった死亡」の判断を委ねている。
佐藤一樹参考人（田邉昇構成員代理）
WHOドラフトガイドラインが明言するように、いわゆるアカウンタビリティのための事故調と、学習によって事故再発を防止し、もって安全な医療を国民に提供する事故調査制度は両立しない。
加藤良夫構成員
「日本医療法人協会医療事故調ガイドライン」という資料4の中を読ませていただきますと、過誤類型というものが基本的に削除されていると書かれているわけですけれども、条文そのものは、特に過誤があるとか、ないとか、そういうことは一切書いていないわけですね。6条の10の文言は、要するに、「予期しなかったものとして」ということしか要件として出てこないわけですけれども、そこには当然、過誤のあるもの、ないもの、その両方を含んでいて、その区別をしないで予期しなければ報告していくのだと、そういう考え方で、これまで検討部会でも議論されてきたのだろうと思っております。

立法の趣旨からしても、例えば、過誤の類型が排除されることになりますと、この医療安全というものがスタートしたのは、都立広尾病院事件の消毒薬を誤注入したケースが非常に印象的だったと思いますけれども、あのケースは、日本医療法人協会のガイドラインでいきますと、落ちてしまう。社会常識的に見て、到底了解できる話ではないですね。つまり、医療事故があったときに、過誤があったか、なかったかということを突き詰めて考えていく前に、予期しない事例であれば、きちっと報告をしていただくというところからスタートしていくのだという考え方でないと、過誤類型を外すという話になってくると、過誤があるか、ないかということを一々考えるという話になってくるわけですね。予期しないものをきちっと調査して安全につないでいこうという法の趣旨からして、当然、過誤類型も含まれている。もちろん解釈というのはあるわけですけれども、そういうふうに考えなければいけないと私は思って、「日本医療法人協会医療事故調ガイドライン」の随所にいろいろと疑問点があるわけですけれども、とりあえず、最初のスタートとしての発言としては、その点を一つ。

管理の問題でも、日本医療法人協会のガイドラインは西澤構成員の報告と内容的には違ってくるのかなと思って聞いていたのですけれども、西澤構成員の報告では医療を伴わない管理は医療事故調査の対象とはしないけれども、医療の中の管理は対象に含まれるのだというお話でありました。当然、医療の外、内という問題はあるのですけれども、例えば、医療の現場で入院患者が殺害されるという例があります。そういうものは、多分、提供した医療という話ではなくて、今回は除外をしているのだろうなと、そういう意味合いで、実際に、例えば、薬の管理とか、いろいろなことに問題があれば、当然それは安全につないでいかなければいけない事例ですから、管理というものは完全に除外することは現実の問題としても難しい。

小田原良治構成員

都立広尾病院事件の話が出たが、今回、医師法第21条は議論しないという話であった。都立広尾病院事件は明らかに外表異状が見られる事例であり、これは、医師法第21条の範疇の話であり、今回の医療事故調査制度の話ではない。

改正医療法の旧案である「大綱案」の条文では、報告の類型として、①「誤った医療行為による死亡」と、②「予期しなかった死亡」の2つが挙げられていた。改正医療法では、①「誤った医療行為による死亡」の文言は削除されて、②の「予期しなかった死亡」類型のみが法文になった。改正医療法の文言では、「過誤」「過失」に触れた文言はない。「過誤」の類型は本制度の対象から除かれ、「予期しなかった死亡」類型のみが対象となった。「管理」に起因するものも報告対象ではない。改正医療法では、「管理」に起因するとの文言は除かれている。医療法施行規則第9条の23第1項第2号イ及びロでは、「行った医療又は管理に起因し」となっていたが、今回改正医療法では「管理」の部分は削除されている。法律文言の推移と、他の法文との対比からしても、「管理」に起因する死亡は本制度の対象から除かれ、「医療行為」に起因する死亡のみが本制度の対象となったことは明らか。

高宮眞樹構成員

小田原先生に伺いたいのですが、予期しなかった死亡が起こって、それを調査し、検討した結果が、過誤・過失があったということになるのであって、最初から過誤・過失というのは、なかなか判断ができないのではないか。だから、予期しなかった死亡で調査・検討した結果、過誤・過失、これはやはり医療事故として報告すべきだと思うのですね。

管理について、またいろいろなところで小田原先生と私はお話し合いをさせていただいているのですが、管理といっても、よく小田原先生がおっしゃるように、廊下で転ぶ管理は含めない、それは当たり前ですけれども、医療行為に関わって、例えば、私は精神科関係の人間ですので、興奮・混乱が激しいとか、精神症状によって安全が保てないために、われわれは拘束・隔離といった医療行為をするのですけれども、そういった医療行為中に転倒・転落が起こった場合には、「管理」として除外するのはいかがなものかと。医療行為に関わる事故は、管理であっても事故だと思うのですけれども、その点については、なかなか合わないところがあるのですけれども、私はそうだと思います。

小田原良治構成員

要するに、基準は予期しなかったものを報告すると言っている。過誤とは関係なしに予期しなかったら報告するのだ。最初から、そう説明している。

「管理」も、単純な管理が外れるという話をしているのであって、例えば、医療にまつわる、術後管理の中で、点滴管理の中で、ある薬剤の点滴速度を大幅に間違えてしまって起こった。これは、明らかに医療であり、そういう部分の管理は含まれると言っている。

私が言っている管理は、単純な管理、例えば、転倒、患者間のトラブル、そういう単純な管理は外れると言っているのである。この通知の文言もそのようなものを管理と規定してあるので、それに基づけば、単なる管理は対象外である。小田原がと個人的な意見のように言われたが、ちゃんとそのように書いてあるので、それに従ってやるべきということ。平成16年9月21日、医政発第0921001号、厚労省医政局長通知において、管理上の問題として、入院中の転倒・転落、感電、熱傷等、入院中の身体抑制に伴う事故、等が挙げられている。

土生栄二総務課長

今、議論になっているところでございますが、まさに法律の規定どおりご説明しているところでございます。

室長が紹介したところでございますけれども、「当該病院等に勤務する医療従事者が提供した医療に起因し、又は起因すると疑われる死亡又は死産であって、当該管理者が当該死亡又は死産を予期しなかったものとして厚生労働省令で定めるものをいう。」となっているところでございまして、具体的に何がこれに当たるかというのは、これから相当いろいろな議論をやっていただくことでございますけれども、さまざまな先生がおっしゃるとおり、「医療に起因し、または起因すると疑われる死亡又は死産」ということで、過誤があったかどうかでございますとか、管理が含まれるかどうかということは、この判断の軸には入っていないということで、医療に起因し、または起因すると疑われるかどうかということで、入口のところは判断することになっているわけでございます。

したがいまして、医療と管理というのは、おそらく重なり得る概念だと思いますので、そういう点から言いますと、医療の中にある管理というものは、この対象になってくるということでございますので、そういう点について、どういうものが具体的なものかということは、今後、この検討会におきまして十分ご議論いただきたいと、こういったことを答弁をしておるということでございます。

逆に言いますと、医療の外にある、医療に含まれない、単なる管理というのは、法律上、対象とならないということで、厚労委員会ではご説明させていただいているという状況でございます。

大坪寛子医療安全推進室長

参議院の厚生労働委員会で法案審議いただきました際に立法府からいただいた宿題、付帯決議のご紹介を先ほどいたしました。「医療事故調査制度について」と宿題が規定をされております。管理者に、判断に過剰な負担がかかるというところにつきましては、厚労委のほうから、「調査制度の対象となる医療事故が、地域及び医療機関ごとに恣意的に解釈されないよう、モデル事業で明らかとなった課題を踏まえ、ガイドラインの適切な策定等を行うこと」という宿題をいただいております。過剰な負担といったご指摘と、多少ニュアンスは違うかもしれませんが、そういった判断の支援になるものを作るようにというご指示はいただいているところでございます。

小田原良治構成員

厚労省Q&AのA2のところに、医療に起因し、または起因すると疑われる死亡または死産であって、それ以外のものは含まれませんとアンサーが出ている。参議院厚労委員会で、局長が、単なる「管理」は含まれないと明確に答弁している。

松原謙二構成員

原因を追究して、それをきちっとしていくというのは私たち医療者の務めであります。ただ、現場が混乱しないようにやりませんと、結果として萎縮医療になったり、あるいは十分な医療ができなかったり、そういうことにならないようにしないといけないと思っております。一番の問題点は、結局、どの範囲のものを対象とするかということであります。そこに3つの論点があります。1つは、行われた医療に際して亡くなったということ。これは非常に大事なことであります。つまり、「医療」に関係して亡くなったことを対象にすることを明瞭にする必要があります。2番目は、「死亡」と「死産」と2つ並べてあります。つまり、「医療」を伴っての「死産」を対象にするので、自然な「死産」は含まれない。このところをきちっとしませんと、またもとに戻って議論しなければならなくなります。3

番目は、「予期しなかった」という単語の表現であります。

一番大事なことは、「医療」に伴って行われたものであり、自然な「死産」を含まなくて、「医療」によって起きた死亡において、「予期しなかった」という言葉を、どういう表現にすべきかをここで議論しなければならないのではないかと思っております。

加藤良夫構成員
現場が混乱しないようにするために、まさに医療事故の報告の対象を厚生労働省令で書いたり、さらにはガイドラインで書いたりしていくのだろうと思っております。例えば、輸血のときに血液型を間違えて輸血をする異型輸血、そういうことで亡くなった、そういうのは当然、報告すべき事故に当たるだろうと私は思いますけれども、具体的な事例をガイドラインでいっぱい書くのでしょう。その中で、個々の管理者である病院長が迷ったりされないように、また、逆な意味で言えば、恣意的に報告したり、しなかったりすることのないように、その幅がある程度きっちりしていくように、厚生労働省令、ガイドラインで内容を詰めていくということになるのだろうと思うのですけれども、厚生労働省令で書くときの「予期しなかった」という要件について、私なりの見解を簡潔に述べておきたいと思います。

死亡事例に限るわけですけれども、「その死亡以前には、当該患者がこの時期にこのような経過で死亡するとは考えがたかったものをいう」と。もう一度言います。「死亡以前には、当該患者がこの時期にこのような経過で死亡するとは考えがたかったもの」。こういうものをある程度客観的に管理者として見ていただいて、そして報告をしていただくことが、この法律の趣旨であったのだろうと考えております。法の解釈というのは、常識的に、多くの方々がそうだよねと考えられるような解釈をしていくのが王道だと私は思っております。
大磯義一郎構成員
予期しなかったという議論から始まるときに、弁護士の先生は、すぐに「過失」とか「過誤」という、法的責任に絡ませるようなニュアンスの言葉を使って、広げましょう、広げましょうという議論をするので、結局、医療者側は、やはり責任追及に使うのではないかという観点から反発してしまうのかなという気がしてならないのですね。私自身も、「予期しなかった」の議論が出た瞬間に、立て続けに弁護士がタタタタタッと広げるほうに解釈するのが当然だという議論をしているのを見て、やはりちょっと違和感を覚えたのですね。

この項のおわりに

厳密に言えば、厚労科研費研究（「診療行為に関連した死亡の調査の手法に関する研究班議論の整理」）と日本医療法人協会医療事故調ガイドライン（現場からの医療事故調ガイドライン検討委員会最終報告書）の2つが、議論のたたき台の資料として施行に係る検討会に提出された。それぞれの報告書の内容の濃さの差はもちろんであるが、第1回施行に係る検討会から、筆者が集中砲火を受けたこと、それら一つ一つに反論していったことから、結果的に、日本医療法人協会医療事故調ガイドライン（現場からの医療事故調ガイドライン検討委員会最終報告書）をたたき台として議論が進む結果となった。第2回目以降の施行に係る検討会は、施行に係る検討会その場だけではなく、厚労省との綿密な事前協議を経て議論が進行していった。

（Ⅲ）第2回医療事故調査制度の施行に係る検討会

２０１４年（平成26年）11月26日に第2回医療事故調査制度の施行に係る検討会が開催されたが、筆者と厚労省は資料作成について、事前に密に打ち合わせを行うこととなった。第2回から第4回の検討会は、流れを決めた重要部分である。この事前の厚労省との打ち合わせ内容については、知っている者はごく少数であり、筆者もずっと沈黙を守ってきた。事前協議の内容を公表することにしたのは、ある出来事があってからのことであり、まぼろしの図として公表したのは、２０１５年（平成27年）11月18日、東京の東医健保会館で開催された日本医療法人協会主催のシンポジウム「医療事故調対策のポイント」においてのことである。ある出来事というのは、２０１５年（平成27年）6月25日、鹿児島県医師会主催の「医療事故調査制度に関する研修会」である。

［1］鹿児島における2つの講演会スライド

2015年（平成27年）3月20日、施行に係る検討会とりまとめ「医療事故調査制度の施行に係る検討について」が出されることになったが、同年4月25日、筆者は、講演会「医療事故調査制度の開始に備えるために」を鹿児島市の城山観光ホテルで開催した。厚労省パブコメ終了直後開催の講演会であり、施行に係る検討会の担当課長であった、厚労省医政局総務課長を招いての講演会である。重要課題である「医療事故の定義」について、厚労省医政局総務課長は図4－5のスライドを提示した。検討会合意そのままのスライドである。施行に係る検討会とりまとめをそのまま省令・告示・通知にすると明言した。一方、2カ月後の同年、6月25日、鹿児島県医師会主催の研修会で厚労省医政局総務課医療安全推進室長が使用したスライドが図4－10である。図4－5と図4－10を比較していただきたい。図4－5の「医療事故の範囲」と「過誤の有無を問わない」が、図4－10では、黒い枠で隠されている。この図4－10のスライドを、それまで、各地医師会・各厚生局主催の全ての講演会で厚労省医政局総務課医療安全推進室長が使用していた。

筆者は、厚労省にこのような黒枠のスライドの使用は法的に問題ではないかと質した。その結果、同年8月8日の関東甲信越医師会のスライドから図4－11のごとく、「過誤の有無は問わない」の文字が復活した。「過誤の有無は問わない」は、この制度の「医療事故の定義」を理解する上で、最も大事な部分である。しかも、文字として、「過誤の有無は問わな

医療法第６条の10

第６条の10
　病院、診療所又は助産所（以下この章において「病院等」という。）の管理者は、医療事故（当該病院等に勤務する医療従事者が提供した医療に起因し、又は起因すると疑われる死亡又は死産であつて、当該管理者が当該死亡又は死産を予期しなかつたものとして厚生労働省令で定めるものをいう。以下この章において同じ。）が発生した場合には、厚生労働省令で定めるところにより、遅滞なく、当該医療事故の日時、場所及び状況その他厚生労働省令で定める事項を第六条の十五第一項の医療事故調査・支援センターに報告しなければならない。

省令事項	医療に起因し、又は起因すると疑われる死亡又は死産	左記に該当しない死亡または死産
管理者が予期しなかったもの	制度の対象事案	
管理者が予期したもの		

※　過誤の有無は問わない

図4-11　2015年８月８日関東甲信越医師会研修会大坪寛子医療安全推進室長スライド
（「※過誤の有無は問わない」の記載が復活している）

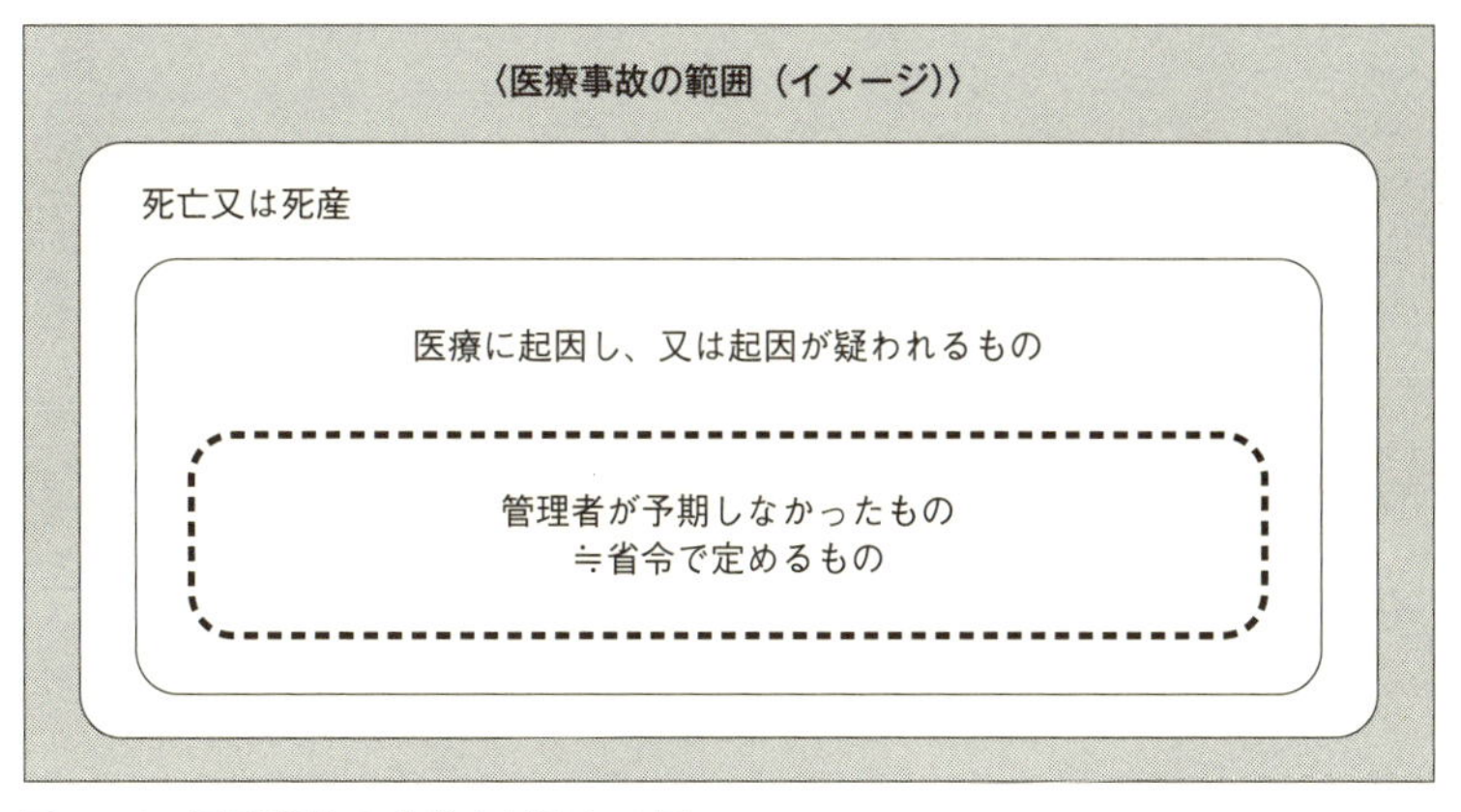

図4-12　医療事故の定義まぼろしの図
（第２回施行に係る検討会事前配布資料として厚労省から提示のあったポンチ絵。医療事故の定義を正しく表していないとして、筆者が厚労省に修正を求めた）

い」が明示されているのは、このポンチ絵部分のみなのである。

この「過誤の有無は問わない」の記載は極めて重要部分である。医療現場に医療事故調査制度を法律に沿って正確に理解してもらうためには、ここに至る経緯を知ってもらう必要があると判断した。

このような経緯から、沈黙を守ってきた筆者は、「医療事故の定義」部分の事前打ち合わせ事項を、2015年（平成27年）11月18日、日本医療法人協会主催の、シンポジウム「医療事故調対策のポイント」の講演中にまぼろしの図（図4－12）として公表した。とはいっても、この図そのものが秘密の図でもなんでもない。全構成員に第2回施行に係る検討会事前配布資料として配られた資料中の図である。

［2］第2回医療事故調査制度の施行に係る検討会事前協議について

厚労省は医療事故調査制度成立に向けて多大の努力を払った。頭が下がる思いである。筆者とも詳細に事前打ち合わせをしてくれた。第2回施行に係る検討会に向けても、筆者の提案を数多く、検討会資料に反映してくれた。ただ添付のポンチ絵については、意見の不一致があった。第2回施行に係る検討会厚労省事前配布資料の、医療事故の定義についてのポンチ絵（図4－12）とセンター業務①のポンチ絵（図4－13）についてである。センター業務①のポンチ絵（図4－13）については、筆者もすぐに問題点に気づいた。複数医療機関から集めた情報をセンターで分析後、複数医療機関に返すような図に修正するよう意見を書いていた。医療事故の定義についてのポンチ絵（図4－12）については、当初、筆者も気づいていなかった。厚労省に返事を送る前に、顧問の井上清成弁護士と協議を行ったところ、弁護士は図4－12はおかしいのではないかと言う。よく考えてみると確かにおかしい。検討会前日の11月25日、とりあえず厚労省に連絡、手書きのポンチ絵を含めたＦａｘを送った後、18時15分羽田到着予定の便で東京へ向かった。

ホテルにチェックインした途端に、厚労省から電話が入った。「ご指摘部分は修正させていただいた」というものであった。礼を言い、電話を切ろうとしたが、ふっと気になった。「医療事故の定義部分のポンチ絵も修正していただけましたね」と確認したのである。なぜ確認したのか分からない。ふっと確認したのである。「あれは、ポンチ絵は、そのまま行かしていただきます」という返事であった。「それは、おかしい。今から

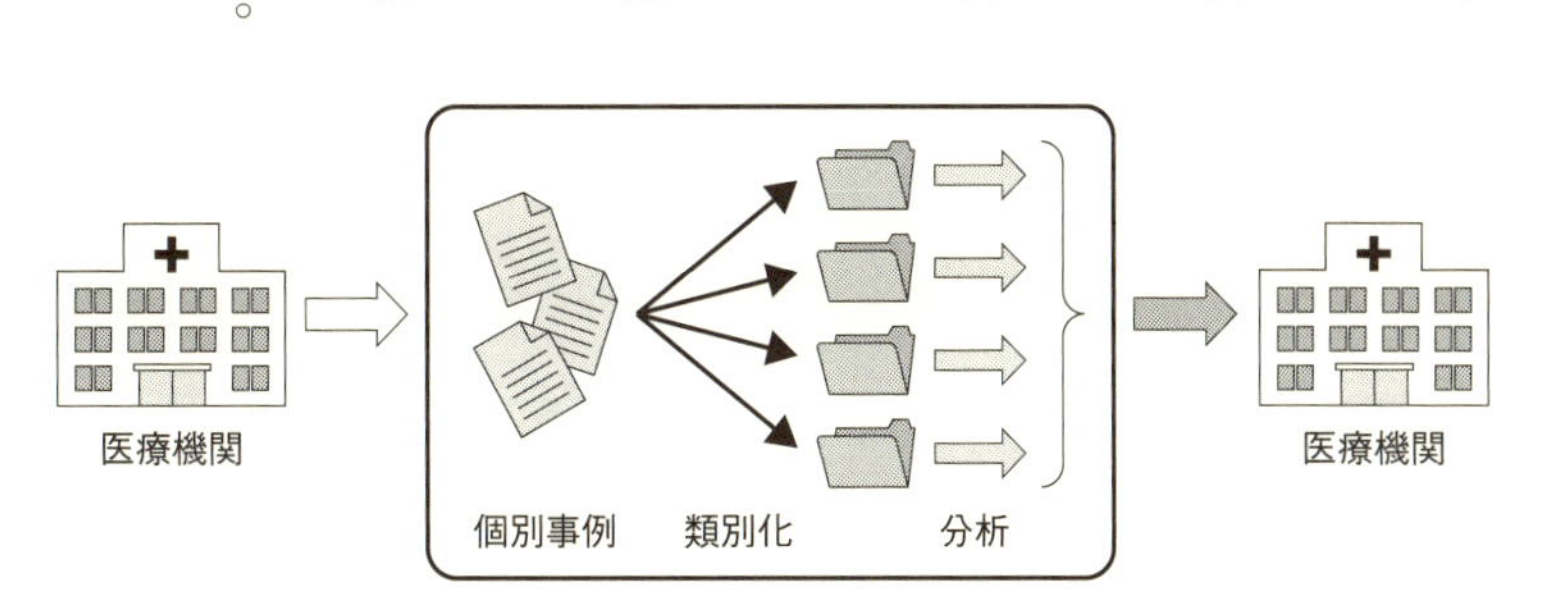

図4-13　センター業務①につき、第2回施行に係る検討会事前配布資料として厚労省が提示したポンチ絵（一医療機関のデータを分析して、一医療機関に結果を返すような絵となっている。法律に沿わない絵であるとして筆者が厚労省に修正を求めた）

そちらに行きます」と言い、電話を切ってすぐに厚労省へ向かった。電話連絡をくれた補佐は不在だったが、残業中の補佐が応対してくれた。厚労省案のポンチ絵は不適切であり、了解できないことを強く申し入れた。翌日10時からは、第2回施行に係る検討会が開かれる。配布資料印刷のために、輪転機はすでに回っていた。補佐が輪転機を止めさせた。上司と協議するとの返事を聞き、筆者は厚労省を辞した。結局、医療事故の定義についてのポンチ絵は削除され、掲載されないこととなった。まぼろしの図となったのである。

第2回施行に係る検討会終了後、筆者は、医療事故の定義のポンチ絵（図4－4）を作成、12月2日、井上清成弁護士と厚労省に赴き、厚労省医政局総務課長に図4－4を示して、今回の制度の「医療事故の定義」を確認、厚労省医政局総務課長から、筆者らが提示した図4－4の通りである旨の返事をもらった。

厚労省は、第4回施行に係る検討会で図4－4と同じ内容の図4－5を厚労省案として提示した。

［3］第2回医療事故調査制度の施行に係る検討会議事概要

このようにして、翌日11月26日10時から第2回施行に係る検討会が開催された。以下に、第2回施行に係る検討会議事の抜粋を記載する。

佐藤一樹参考人（田邉昇構成員意見書説明）

以下の視点が、一部の構成員において欠落していると感じた。（1）WHOドラフトガイドラインの視点。厚生労働省、西澤班のいずれにおいてもWHOドラフトガイドラインの趣旨に沿った事故調査制度を設計すること、そのために省令などを定めることが合意されているが、同ガイドラインの趣旨が理解されていないご発言が散見されるように思われる。

同ガイドラインは、医療安全のためのアカウンタビリティーの側面を捨象（しゃしょう）して、非懲罰性、秘匿性、独立性、専門性、適時性、システム指向性、反応性を有した学習目的の報告制度が望ましいとしている。

そして、関係者に不利益を与えず、内心を聞かないと分からないような真実を話してもらうために、非懲罰性、秘匿性を担保し、それを制度的に担保するために、懲罰権限のある行政庁や捜査機関から独立性のある調査機関が聴取し、聴取内容が正しく理解されるために専門性を要求し、時間バイアスを排除するための適時性、個人責任を求めないシステム指向性が提唱され、まさに「べき論」ではなく安全という利益が実際に得られるかどうかに着目するという反応性を重視している。

モデル事業はWHOドラフトガイドラインの趣旨からは問題を有するのは明らかである。それは同事業がアカウンタビリティーのための制度であるからと思慮する。

モデル事業は、これは、私の解釈では、事業としては完全に失敗だったというところです。①は公正な人権の感覚が欠如している。本来、異状死といったものは、医師法21条とは直接関係ありませんが、異状死の場合は警察に届けるといったことが書かれた書類を調査の対象者になった当該現場医師に渡していて、警察届出を最終的に行うような機関であることを説明し、しかもその10カ月間、長期にわたって調査を行っていたため、警察に届け出されている恐怖を味わった調査対象者が結局第一線の現場を立ち去るといったことになっております。②は医療安全の再発防止が全く最優先されていませんでした。モデル事業が実績があるといっても、医療安全に資するという点では全く実績を上げておらず、むしろモデル事業を経験したがために、③いわゆる立去り型サボタージュを誘発した。（2）「患者」の視点。これは、遺族の視点。事故被害者あるいはその自称者としての視点であって、「患者」の視点ではない。遺族はそもそも患者ではない。多くの「患者」の関心事は、自分に医療事故が生じた際に、医療事故調査委員会が開かれたり、第三者機関と称する機関が、原因究明とやらを行ったりすることではないであろう。何よりも、自分の手術が安全かつ効果的に行われ、医療従事者が自分に向き合い、手厚く、心のこもったケアをしてくれることではないだろうか。（3）予算の視点欠如、（4）科学的視点欠如、（5）義務を政府から国民に課すという賦課規定であるという視点。本事故調査制度は、医療安全確保との名目であるが、医療資源として、国民の公共財であるとともに、国民である医師らに行政法規によって義務を課すものである。国民に行政庁が義務を賦課する以上は、その根拠に科学的合理性がなければいけないし、必要最小限でなくてはならない。

（加藤構成員の、「過誤の類型」が落ちてしまうとの意見に反論）そもそも、事故センターに報告する際の「過誤」類型は、仮に医療機関や当事者が「過誤」と認識している場合であっても設けるべきではない。過誤と認識したら届けるというのであれば、大綱案と変わりがなく、いわば自白を義務付ける形になるものである。

予期しない死亡事例の中には、事後的、法的な検討からは、民法709条の「過失」あるいは刑法211条にいう過失要件に該当するケースもあろうが、事故発見の時点で、過誤であると認識できるようなケースは、医療法人協会案のように、事故調査に時間をかけるよりもご遺族への対応を十分に行うべきであると思慮する。加藤構成員の「社会常識的に見て、到底了解できない」との発言は、いまだに大綱案のアカウンタビリティー、処罰のための事故調観を引きずっているお考えであろう。本制度で重視するべきは社会常識ではなく医療安全である。

大坪寛子医療安全推進室長

資料説明医療事故が発生した際に、医療機関からセンターへ事案の報告事項、図4－14の支援団体等他説明。

小田原良治構成員

この医療機関からセンターへの事故の報告は、「発生報告」、要するに、起こった場合、とにかく一報を入れる話なので、細かいことは不可能だし、最初思ったことと調べたことと異なってくるということは、あることとなので、報告事項は、上の4つ（①医療機関名／所在地／連絡先、②日時／場所／診療科、③医療機関の管理者、④患者情報（性別／年齢／

病名等）」ぐらいに限定すべき。図4－14支援団体（案）の役割分担で、センターが医療事故の判断など制度全般に関する相談窓口になっているが、センターは調査権限のあるところなので、そこが最初の細かい医療事故の判断とか、そういうことの相談に乗るというのは、仕組みとしておかしい。相談窓口は支援団体にすべき。

山本和彦座長

　ちょっと確認ですが、5ページのセンターへの報告事項について、医療事故の内容に関する情報と掲げられているのは、報告時点で可能な範囲と書かれているけれども、それでもこれはなかなか難しいだろうとお感じですか。

小田原良治構成員

　ここは、一番最初に書いてありますよ

5. 支援団体（案）

※　その他、申出に応じて順次追加する。

職能団体
日本医師会
都道府県医師会
日本歯科医師会
都道府県歯科医師会
日本看護協会
日本助産師協会
日本薬剤師会

病院団体
日本病院会
日本医療法人協会
全日本病院協会
日本精神科病院協会
…………

大学病院
日本私立医科大学協会
国立大学附属病院長会議
全国医学部長病院長会議

その他　医療関係団体
…………

医学に関する学会	
日本内科学会	日本肝臓学会
日本外科学会	日本循環器学会
日本病理学会	日本内分泌学会
日本法医学会	日本糖尿病学会
日本医学放射線学会	日本腎臓学会
日本眼科学会	日本呼吸器学会
日本救急医学会	日本血液学会
日本形成外科学会	日本神経学会
日本産科婦人科学会	日本感染症学会
日本耳鼻咽喉科学会	日本老年医学会
日本小児科学会	日本アレルギー学会
日本整形外科学会	日本リウマチ学会
日本精神神経学会	日本胸部外科学会
日本脳神経外科学会	日本呼吸器外科学会
日本泌尿器科学会	日本消化器外科学会
日本皮膚科学会	日本小児外科学会
日本麻酔科学会	日本心臓血管外科学会
日本リハビリテーション医学会	日本医療薬学会
日本臨床検査医学会	日本看護系学会協議会
日本歯科医学会	日本消化器内視鏡学会
日本消化器病学会	日本婦人科腫瘍学会
…………	…………

〈支援団体とセンターの役割分担（案）〉

支援の類型		センター	職能団体 病院団体	大学病院等	関係学会
医療事故の判断など制度全般に関する相談		○			
調査に関する具体的支援					
調査等に関する助言		○	○	○	○
技術的支援	解剖に関する支援		○	○	○
技術的支援	死亡時画像診断に関する支援		○	○	○

図4-14　支援団体（案）及び、厚労省提示支援団体とセンターとの役割分担（「医療事故の判断など制度全般に関する相談窓口がセンターのみに限定されている）

うに、一番大事なことは、ご遺族に説明することでございます。内容は、とりあえず、最初、そこで思っていたことと、特に関係者、当事者、いろいろ話を聞くと変わってくることがございます。第1報は、特に管理者が報告することになっていますから、ここに齟齬があると院内の人間関係の問題が出てきますし、ご遺族との関係もおかしなことになってまいります。だから、極力、最初にこれが起こった、今から調査しますよという最低限の範囲でとどめるべきだ。報告については、後で最終報告を出すわけですから、その時点でいいのではないかと思います。

松原謙二構成員

今のご意見に賛成です。一番最初は状況が分かりませんので、分かる範囲のシンプルなものでなければ、後の整合性が取れなくなる可能性がある場合、タイムリーに報告できなくなりますから、なるべく、シンプルが良いということで、小田原構成員の意見に賛成です。もう1点は、すぐにセンターに相談するというのはおそらく具体的には難しいと思いますが、これは支援団体にまず相談するのがよいと思います。その2点、賛成でございます。

宮澤潤構成員から

医療事故の内容に関する情報は、当初から書くべき、との意見が出る。

小田原良治構成員

医療安全の仕組みである。最終報告書も出す。院内調査が主体なので、内容をセンターに報告する必要はない。センターはどこでこういうことが起こったという概要の把握だけで十分ではないか。何をするために、当面こう考えたということを報告する必要があるのか。

その後も、加藤良夫構成員、永井裕之構成員らから、分かった内容はすぐに報告すべき、1カ月は遅い、24時間でできるだろうとの意見が続き、筆者は次のように反論した。

小田原良治構成員

大きな誤解があるのではないか。大原則、まずやるべきことは、現場で遺族その他に説明する。それは24時間も何も、ずっと継続している話。ここは、あくまでもセンターへの報告の話。今回の仕組みは医療安全の仕組みとして作った。院内調査主体の仕組み。遺族への対応はずっと継続している話で、1カ月間遺族に話をしないということは一言も言っていない。センターに報告するとすれば、該当するかどうかを院内で判断して報告するわけなので、24時間とか、そういうことは、とてもできない話だ。

山本和彦座長

分かりました。これは「遅滞なく」という文言が使われておりまして、法令用語としては、「遅滞なく」というのは、速やかによりは長い期間を一般的には指すとして使用されていると私は理解しています。

加藤良夫構成員

医療機関からセンターへの調査結果報告事項・報告方法の図ですけれども、通知（イメージ）の欄の「報告書の取扱いについて」のところに「医療機関は、院内調査過程の内部資料については、外部に公表、開示しないこととする」と書いてございますけれども、これは医療事故調査・支援センターというのは、ここで言うところの外部には該当しないという理解でよろしいですねという確認です。

加藤良夫構成員

もう一度言いますね。私が確認したかった点は、医療機関からセンターへの調査結果報告事項・報告方法の通知の欄の真ん中ほどに「報告書の取扱いについて」というのがあって、○が2つあって、2つ目に、「医療機関は、院内調査過程の内部資料については、外部に公表、開示しないこととする」と書いてございますが、医療事故調査・支援センターは、ここに言う外部には当たらないですねという確認です。というのは、一方、法律の中には、医療事故調査・支援センターというのは、公正さを担保するためにも報告書をある意味では検討するという役割を当然想定されている機関として、法律上、設計され、出来上がっております。

そうすると、どういうプロセスを経て、この報告書ができているのかということを、第三者機関である医療事故調査・支援センターはレビューすることになるだろうと。その意味で、この「外部に公表、開示しないこととする」というのは、第三者機関たる医療事故調査・支援センターは、この外部には当たらないという解釈をしておかないと整合性がとれないということであります。その確認を求めただけのことです。

大坪寛子医療安全推進室長

センターが外に出すことはできないのですけれども、そこはセンターに対して、必要な情報は報告することになると思うので、その意味ではセンターは外部には当たらないと思っております。

小田原良治構成員

今の説明はよく分からなかったのですが、これは院内調査委員会です。センターは当然外部です。院内調査の院内以外は外部です。これは当たり前だと思います。

大磯義一郎構成員

医療機関からセンターへの調査結果報告事項・報告方法の図の報告書の取り扱いにおける内部資料というのは、院内調査で行われた聞き取り調査等ですので、2段階目のセンター調査が始まったときに資料提出の求めがあった場合には、それを提出するというのはあり得るのですけれども、原則としては院内調査における内部資料ですので、センターは当然外部になるというのは当たり前の解釈だと思います。

土生栄二総務課長

まず、条文上で申し上げますと、どういう事項をセンターに報告するのかというところが論点としてございます。ただ、それとは別に、院内調査の過程の内部資料は、基本的にはおそらく報告書そのものには入らないとすれば、医療機関としては外部に公表、開示しないということでございます。

ただ、その後、第三者機関の調査がまた改めて入るという場合があるわけでございまして、この場合につきましては、そういった調査の依頼があったときは、必要な調査をセンターが行うことができるとなっておりますし、その病院等の管理者に対し、資料の提出、その他必要な協力を求めることができるとなっておりますので、センターの調査が入った段階で詳細な資料も見た上で、第三者機関の改めての調査の対象になるということはあり得ることでございます。この段階では、そこまで行くかどうかがまだ決まっていない段階でございますので、そういう意味では、医療機関としては外部には公表、開示しないということで記載しているということでございます。（要するに、院内調査段階では、センターは外部ということであり、基本的に筆者の主張を認めた）

嘉山孝正代理人

遺族に報告書を私どもは渡していて、もちろん、看護師とか、個人名は全部消して渡しているが、遺族がその報告書を例えば警察に出すことができるのか、ご教示いただきたい。

土生栄二総務課長

ご遺族への説明方法につきましては、「口頭又は書面の適切な方法を管理者が判断する」という案を、今日、議論していただいているということでございます。書面で渡した場合に、その書面をどのように扱うかというのは、これはご遺族のご判断になるでしょうから、医療法上、それを法的に止める手立てはないということかと思っていますので、そういうことを踏まえて、どういった説明方法がいいのかということをご議論いただくということではないかということでございます。（この発言は、極めて重要である。総務課長は、遺族に渡した書面は遺族の判断でいかようにでも使われる。これを法的に止める手段はないことを明言し、このリスクを前提で議論するように述べている。要するに、危ないと警告しているのである。筆者らが最後まで、院内調査報告書そのものを遺族に渡す義務化に反対したのは、このようなリスクが避けられないからである）

加藤良夫構成員

「遺族への説明は」というところは、報告書そのものを交付するというふうにきちんと書き込むべきではないかと私は思っております。

小田原良治構成員

厚労省Q＆Aに記載があるので、厚労省が出したQ＆Aについて、厚労省から説明してほしい。田邉構成員からの書類も出ているので佐藤参考人から説明してほしい。

大坪寛子医療安全推進室長

よくいただいているご質問につきまして、1番から14番まで整理してホームページにアップさせていただいております。医療事故調査制度の全体につきまして、目的とか流れにつきましては、1から3に問いを立てておりまして、医療機関が行う院内調査について、どのような調査を行うとか、解剖とか支援団体とか、現場の医師の責任が追及されることにならないかといったご質問もよくいただいておりますので、そちらのほうに載せてございます。また、センターの業務につきましても9番から11番でお示しして、その他、よくいただいている質問として、プロセスとか研究班の概要といったことにつきましても、改正医療法に基づいた考え方を厚生労働省のほうで掲載しているところでございます。

佐藤一樹参考人

法律にのっとった制度にしていかなければいけないということですね。加藤構成員がおっしゃいました、たしか13年5月29日でしたか、あり方検討部会のとりまとめがありましたが、そのことは重要ですけれども、あの中で調査の対象が「行った医療、又は管理に起因して患者が死亡した事例」であったものが、法律になったら管理が落ちていましたね。ですから、法律がもう出来上がってしまったのですから、それ以前のことに書いてあるから、こうあるべきだといった議論はおかしい。今、できている法律の中でできること、この中でやっていくべきだと。そういうものが一般論として言えると思いますので、あり方検討部会取りまとめについて、こうだからということを法令に直接反映するという考え方はおかしいのではないか。あくまでも改正された医療法の中からやっていくべきだといった意見でございます。

松原謙二構成員

今の御意見に賛成です。法律に基づいて、このガイドラインを作るべきです。

松原謙二構成員

センターの業務を議論する前に、1つ一番大事な議論が抜けていることに、気がつきました。何かというと、厚生労働省の指定するセンターというのは、1カ所なのでしょうか、あるいは複数カ所になるのでしょうか。

小田原良治構成員

制度上はセンターは1つということではない。適格なところがあれば複数あり得るということでいいか？

土生栄二総務課長

法律的には、申請を受けて、個々に指定するということかと思いますが、厚労省としましては、予算等の制約もございますし、また制度の趣旨が、できる限り情報を集約して、その再発防止に資するということでございますので、基本的には1カ所を指定することを考えているところでございます。

ただ、支援団体のイメージ、今日も示させていただいておりますけれども、法的に指定されるセンターというのは1カ所を予定しておりますけれども、全国的ないろいろな業務ということを考えますと、支援団体の役割というものが重要であると考えておりますので、法律の中でも、センターの一定の業務について支援団体に委託できるという規定を盛り込ませていただいているところでございます。そういう意味では、いろいろな医療関係団体のご支援もいただきながら、全体として事故調査制度を運営していくというイメージを持っているところでございます。

小田原良治構成員

センターが複数の場合と1つの場合と、支援団体のあり方と業務分担が変わってくると思います。そうであれば、現時点では、センターが1つということで、支援団体についても検討するということになるという理解でよろしゅうございますか。

土生栄二総務課長

これまでの方針ということで説明させていただくとすれば、1つのセンターを指定しまして、またさまざまなノウハウあるいは実績等を持っておられるところが支援団体という形で協力する。センターが支援団体に業務委託という形で連携といいますか、共同しながら全体の調査制度を運営していくということをこれまで想定してきたということでございます。

加藤良夫構成員

日本医療法人協会報告書に再発防止策は掲載しないと書いてあります。改善点というのは、決して医療だけにとどまらず、製造物に関わることであったり、いろいろデバイスがありますので、そういうものの改善とかも必要な場合が出てきます。薬の名称だったり、さまざまなことがあるので、その都度再発防止策というのは医療安全に貢献するという視点で積極的に書き込めるものを書いていくということが、当然必要なことだと私は思っております。

小田原良治構成員

大きな誤解があります。再発防止を検討しないと、うちの報告書は一言も言っていません。前回もお話ししました。報告書のP25をごらんください。ここに再発防止のためのフローが書いてございます。再発防止については、院内の医療安全管理委員会のほうに上げる。そちらから匿名化した上で、再発防止策を医療機能評価機構の方に報告するのだということは、この前の回で明確に申し上げました。

小田原良治構成員

お願いでございます。P13のセンター業務①について、個別の事案が責任追及につながりますので、この分析した結果の報告は、いろいろな病院に共通の項目になろうと思います。したがいまして、ポンチ絵の右のほうの医療機関を複数お書きいただけたら。報告するほうもいろいろなところから行くわけですから、この医療機関も複数お書きいただきたい。ポンチ絵をちょっとお願いしたいと思います。

永井裕之構成員

前回、私は欠席しました。私は、広尾病院で妻を医療事故で亡くした遺族です。田邉さんの意見書には、ある意味で憤慨しています。今のお話の中の予期せぬ、予期しないというときに、広尾病院の事故について、この前、誰かが、あれは医師法21条の問題だと答えたと聞いていますが、私にとって全く予期しなかったことです。突然の死亡でした。全く予期しなかったことでした。それに対して、広尾病院は死亡原因をうやむやにしようとし、結局、刑事事件になってしまいました。予期しないということですが、患者側にとって説明を受けても、その予期したということが納得できない場合があるでしょう。そういうことについても、ちゃんと遺族の思いを真摯に聞いてあげる姿勢を持っていかない限り、私はこの制度が国民から信頼されるような事故調査制度にはならないと思っています。皆さんだって医療事故に遭うのですよ。自分が遭わないうちは、私も事故に遭うとは思っていませんでした。医療そのものについても、国民の意識という意味では、病気にならない限り、医療にあまり関心がないのです。ここをどうやって医療安全教育していくかが重要です。医療事故調査制度が医療安全につながります。ぜひ被害者の思いも聞き取り、それに対して説明して、理解納得していただけるような取り組みを実施していただきたい。「予期しない」というのはどういうものかということをもうちょっと拡大的に考えたほうがいいのではないかと私は思います。

加藤良夫構成員

議事録をきちんと読んでいただければ十分分かることですけれども、予期しなかった死亡に関する前回の発言の中で、過誤の話を誤解された人がいるとすれば残念です。私は、過誤があろうがなかろうが、予期しなかった死亡は届けるのですよという話を強調したつもりです。だから、過誤類型だから届けないとか、そういう判断をその場でするものではありませんよと。過誤かどうか分からなくても、過誤があってもなくても、とにかく予期しなかった事故であれば、これは届けてくださいということを言ったつもりなので、議事録、丁寧に読んでいただければ、皆さんお分かりだと思いますので、これ以上は言いませんけれどもね。

小田原良治構成員
　今の加藤先生の話はそのとおりで、私どももそのように説明いたしております。
佐藤一樹参考人
　付帯決議2．医療事故調査制度、ア、調査制度の対象となる医療事故が、地域及び医療機関ごとに恣意的に解釈されないよう、モデル事業で明らかになった課題を踏まえ、ガイドラインの適切な策定を行うといったことがあります。
　医療法人協会のガイドラインの1番最初のページには、医師法21条のことが書いてあります。これは、この問題を語るのに絶対外せない問題だと思います。すなわち、恣意的に医師法21条で届け出ようといった対応をしている病院があります。例えば、国立国際医療センターです。これは、私が前回、資料を提示しております。第1回の資料のP72に異状死の届出と書いてあります。医師法21条は、「異状死の届出」の法律ではございません。そして、「異状死の届出の判断基準と手順」が書いてあって、正しくは医師法21条は「異状死体の届出義務」ですけれども、異状死といったことを別紙1を示して届出が必要といったことで、その中に外因死とか外因の後遺症とか、内因か外因かの不明、これは警察署に届けると、国立国際医療センターでは指導している。私は、独立行政法人国立病院機構の各国立病院に対するマニュアルを入手しているのですけれども、そちらにも同様のことが書かれている。ということは、この支援センターができたときに、病院で医療事故があったときに、警察に届けるべきか、そしてこのセンターに報告するべきかといった相談が、必ず出てくるはずだと思います。ですから、医師法21条で警察に届けるべきことはこういうことですといった説明をガイドラインにしっかり入れるべきであります。ですから、今日の議論のたたき台の中には入っておりませんけれども、医師法21条に対する外表面の異状があった場合は、もちろんこれは警察に届けるのが先でありますけれども、いわゆる恣意的に解釈された、先ほど示した国立病院でのマニュアル、異状死ということは間違っているということをはっきり記載して、正しい報告がされるようにするべきだと思います。

宮澤潤構成員

最後に一言だけ、この異状死との関連ではなくて、今回の医療事故調という制度は、そもそも専門家が入って、医療事故に関して適切な対応をしていくというのが本来の制度の目的なわけです。これがなくなったらどうなるかというと、もとの制度に戻っていく。もとの制度とは何かというと、医療の内容がはっきり分からないであろう警察の機関が手を入れてくる。そして、民事訴訟という形で、原因の分析とか対応策がない形で進められる。そういうことになってしまうのだということをきちんと頭の中に前提として入れておいていただきたいというのが私の意見でございます。（この発言は、まさに、この医療事故調査制度がパラダイムシフトして成立したことを全く理解できていない。第3次試案・大綱案当時の意見であり、医療者が法律に疎いものとして、脅しをかけているものである。医療側弁護士とはとても考えられない意見である）

山本和彦座長が、次回以降は、意見の相違部分を中心に議論する。と締めくくった。

［4］本項のおわりに

医療事故調査制度の施行に係る検討会には、厚労科研費研究中間報告（論点整理）と医法協医療事故調ガイドライン（現場からの医療事故調ガイドライン検討委員会最終報告書）が提出されたが、厚労科研費研究班の議論は内容的に進捗しておらず、論点を羅列したのみの、まさに「論点整理」に過ぎなかった。一方、医法協ガイドラインは完成系であり、論理構成も出来上がっていた。このため、必然的に、医法協ガイドラインがたたき台となったものであり、終始、医法協ガイドラインは攻撃に晒されたと言っても過言ではない。第2回施行に係る検討会も、まさに、医法協案を軸に展開した。あらゆる攻撃に論理的に対応していったということである。このように記載すれば、防戦に汲々としたように受け取られるかもしれないが、決してそうではない。厚労省提示案の問題点を指摘し、修正を求め、次々に改善していったのである。議論の過程で、施行に係る検討会メンバーにも厚労省にも理解者が増えていった。傍聴人からも多くの賛同が得られたのである。東京都立広尾病院事件遺族をヒーローに仕立てた新聞・テレビの報道は全くの虚偽の物語であり、実質は全く異なっていたというべきである。

この第2回施行に係る検討会で、修正を求めたセンター調査のポンチ絵も重要ポイントである。医療事故の判断などの相談業務は、センターではなく、支援団体とすべきだと意見を述べた。センターと支援団体の役割分担の糸口を開いていった。各方面との綱引きの中で、次第に医法協ガイドラインに収斂(しゅうれん)していくのである。

(Ⅳ) 第3回医療事故調査制度の施行に係る検討会
―医療事故発生時の報告・支援団体役割拡大、センター業務―

2014年(平成26年)12月11日、第3回医療事故調査制度の施行に係る検討会(以下、施行に係る検討会という)が開催された。前回が11月26日なので、極めてタイトな日程であった。

第3回施行に係る検討会の論点は、①医療事故発生時の報告、②院内調査、③センター業務、④センター調査であった。この検討会に筆者は2つの意見書を提出している。

1. 筆者提出意見書①(医療法施行規則第9条の23について)

参考資料として、以下のとおり医療法施行規則第9条の23の条文を紹介した。(略)

この条文は、今回の医療事故調査制度から「管理」に起因するものが除外されていることの根拠となる。上記、医療法施行規則第9条の23第2項第2号イ及びロでは、「行った医療又は管理に起因し」た死亡と記載してあり、「医療」と「管理」を明確に区分してある。今回の医療事故調査制度では、「提供した『医療』に起因」と定義されており、管理は除外されているのである。法律用語としての「予期しなかった」との表現の出所も、この医療法施行規則にあるようである。また、上記、イ及びロには、「誤った医療」との表現があるが、今回の改正医療法第6条の10第1項には、「誤った医療」との表現はなく、過誤類型が除外されている。このために、分かりやすい制度となった。

2. 筆者提出意見書②（センターが行う調査についての意見）（略）

3. 第3回医療事故調査制度の施行に係る検討会議事概要

第4回施行に係る検討会までは、この医療事故調査制度の議論の方向性を決める重要な会議であった。議事概要を記載したい。

田上喜之医療安全推進室長補佐

資料確認。医療事故発生時の報告、医療機関が行う医療事故調査、センターが行う整理・分析、センターが行う調査。

山本和彦座長

まず、最初の課題といたしましては、医療事故発生時の報告に関する論点についてご議論をいただきたいと思います。

大坪寛子医療安全推進室長　論点につき説明。この資料では、死亡事例が発生してからセンターへ最初の報告までの間の論点をまとめた。死亡事例が発生してから、医療機関において医療事故に該当するか否かを判断してもらう。その前にご遺族に説明。（図4－15）論点4つ。①死亡事例が発生した際に、医療事故であるかどうかを管理者に判断してもらうプロセスについて、どこに相談をするか。②ご遺族への説明をどういった事項とするか。③センターへの報告事項。④その報告期限。

論点整理

○　医療機関からセンターへの事故の報告について
- ①　医療機関内での判断プロセス（センターや支援団体への相談）
- ②　医療機関から遺族への説明事項
- ③　医療機関からセンターへの報告事項
- ④　医療機関からセンターへの報告期限

○　死亡事例発生からセンター報告までの流れと論点

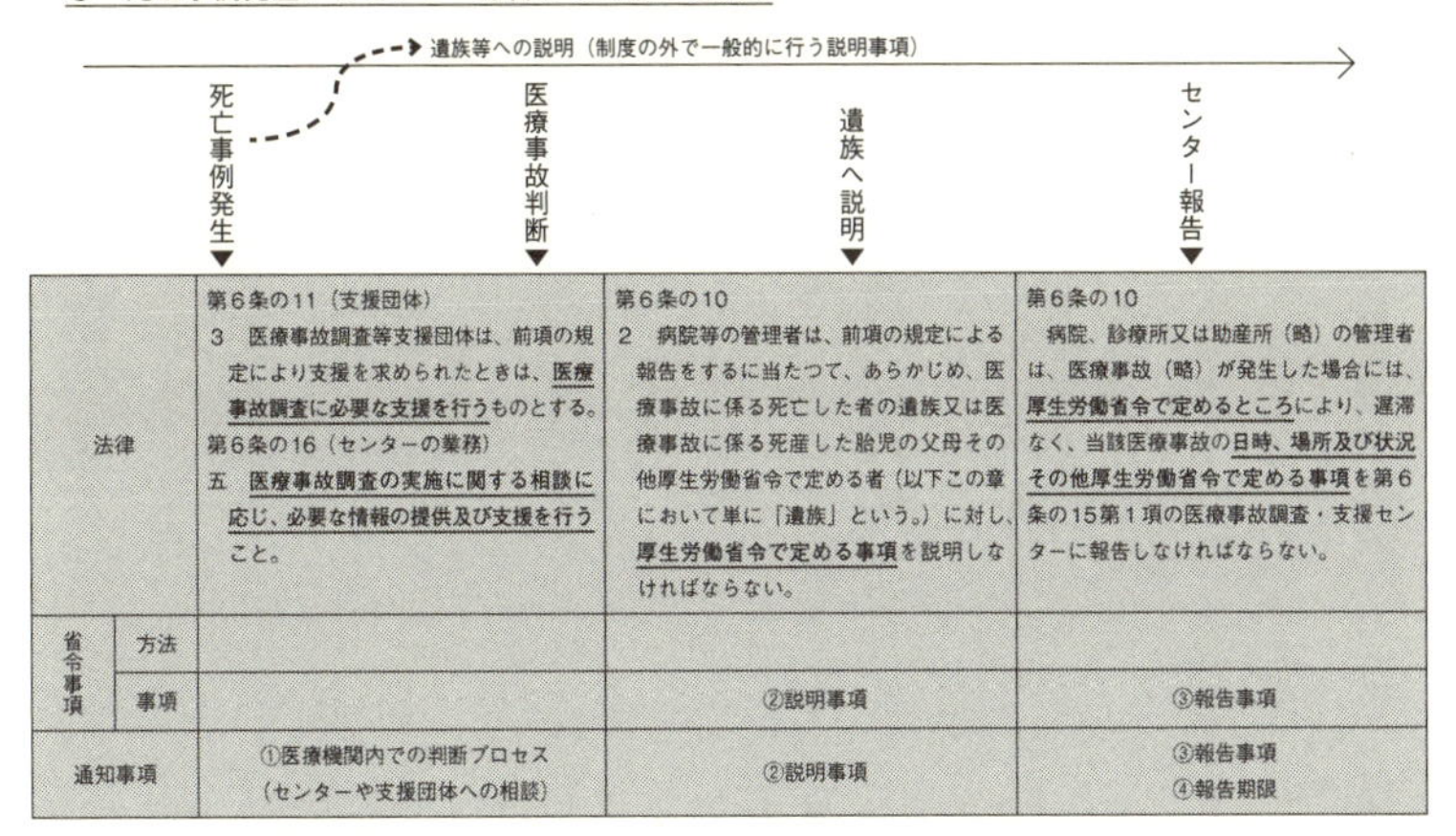

		死亡事例発生 → 医療事故判断	遺族へ説明	センター報告
法律		第6条の11（支援団体） 3　医療事故調査等支援団体は、前項の規定により支援を求められたときは、医療事故調査に必要な支援を行うものとする。 第6条の16（センターの業務） 五　医療事故調査の実施に関する相談に応じ、必要な情報の提供及び支援を行うこと。	第6条の10 2　病院等の管理者は、前項の規定による報告をするに当たつて、あらかじめ、医療事故に係る死亡した者の遺族又は医療事故に係る死産した胎児の父母その他厚生労働省令で定める者（以下この章において単に「遺族」という。）に対し、厚生労働省令で定める事項を説明しなければならない。	第6条の10 病院、診療所又は助産所（略）の管理者は、医療事故（略）が発生した場合には、厚生労働省令で定めるところにより、遅滞なく、当該医療事故の日時、場所及び状況その他厚生労働省令で定める事項を第6条の15第1項の医療事故調査・支援センターに報告しなければならない。
省令事項	方法			
	事項		②説明事項	③報告事項
通知事項		①医療機関内での判断プロセス（センターや支援団体への相談）	②説明事項	③報告事項 ④報告期限

図4-15　死亡事故発生からセンターへの事故報告（発生報告）までのフローと条文の関係

小田原良治構成員

前回話したように、センターが2つの機能を持つのは適切でない。相談業務は支援団体の仕事である。前回、加藤構成員から条文にセンター業務として書いてあるという指摘があった。再確認したが、第6条の11に、支援団体の働きとして「医療事故調査に必要な支援を行うものとする。」が入っている。当然、ここに「医療事故であるかどうかの判断」が入ると思う。第6条の16にセンター業務が書いてあるが、ここで書いてあるのはセンター調査についての事項である。センター調査であることを受けて、五項に「医療事故調査の実施に関する相談に応じ、必要な情報の提供及び支援を行うこと。」と書いてある。条文の流れから考えて、当初の事故の判断は支援団体が前提の記載であろう。センターは、センター調査を行う場合に、実施に関する相談に応じ、必要な情報の提供及び支援を行うと読めるのではないか。

大坪寛子医療安全推進室長

小田原構成員がおっしゃいました条文、第6条の16で、五項のご紹介があったと思います。「医療事故調査の実施に関する相談に応じ」というところですが、この条文でいうところの医療事故調査といいますのは、第6条の11のところを見ていただきますと、病院等の管理者が、医療事故が発生した場合に、速やかにその原因を明らかにするために行う調査のことをこの条文で「以下この章において『医療事故調査』という」と申し上げておりますので、第6条の16でいうところの医療事故調査は、院内で行われる調査のことを指してございます。
小田原良治構成員
　ということは、第6条の16のところの三項に「次条第一項の調査を行う」と書いてある調査とは、これは違うという意味でしょうか。これが第1点です。もう一つ、仮に今、先生がおっしゃった通りだとしても、これは医療事故調査の実施に関する相談でございます。先のほうの規定は全体に対する相談でございますので、医療事故の、要するに医療事故であるかどうかということの判断は当然、支援団体のほうになろうかと思います。
大坪寛子医療安全推進室長
　ご指摘のとおり、1つ目の論点「次条第1項の調査」というのはセンターが行う調査、次条のことを指しております。ですので、違うものになります。解釈といたしまして、今、おっしゃった第6条の11の、支援団体の医療事故調査に必要な支援ということと、あと、第6条の16の、センターの業務でいうところの医療事故調査の実施に関する相談は、医療事故全般の相談ということで、どちらにつきましても、医療事故の判断に関しての相談ということも広く読めるというふうに解釈しております。
松原謙二構成員
　前回、加藤構成員からご説明いただきましたが、どうも納得がいかないので、大分考えてみました。つまり、この第6条の11と第6条の16の大きな違いは、支援なのか、相談なのかということであります。やはり私は支援の中に相談が本来含まれているものであって、その相談の中で、医療事故調査をすることになる、あるいはしなければならないかということの相談は確かにこの第6条の16の五項で読めるわけですが、しかし、医療事故の調査を本来すべきかどうかということを相談するには、やはりこれは第三者センターに直接申し込むのではおそらく現実問題として成立しないと思います。十分な支援を行って、その支援の中で、それはセンターに報告しなければならないということが、ある程度の専門的な知識の中で決定できなければ孤立無援になってしまいますので、医療機関はまず支援団体とよく相談して、センターに報告すべきものだとなったときには医療事故調査の実施をしなければなりません。これについてのやり方を第三者センターに聞くのが本来の道筋であると私は思います。したがって、相談を支援団体にしてはいけないのではないかという言い方をされましたが、それは大きな間違いだと思います。

小田原良治構成員

すみません、しつこいようですが、第6条の16という中に7項あります。その2つ前の三項の調査というものと、この五項の調査が別だというのはあまりにも不自然ではないか。そして、これは、「実施に関する」と書いてございますので、これは、医療事故であるかどうかの判断は実施ではなかろう。どう考えても、役割としては支援団体の役割というふうに読むのが素直ではなかろうかと思うところでございます。

山本和彦座長

前段については、これは、法律の書きぶりとして「次条第1項の調査」というものと「医療事故調査」と裸で書いてあるが、これは結局、先ほどご指摘のあったように、第6条の11の第1項で定義しているところの医療事故調査と、法律の見方としてはそういうことにならざるを得ないわけでございまして、これは括弧定義といわれる手法ですけれども、それで余り多いとよく分からなくなるわけですが、条文の解釈としては、この第6条の16の四項ないし五項の医療事故調査というものは、第6条の11の第1項にいうところの調査、即ち院内調査を指すというふうに、法律の解釈としては恐らくそうなるだろうと思います。

後段で言われた点は、医療事故調査の実施に関する相談というものに、医療事故調査をすべきかどうかについての相談が含まれるのかというのは一つの論点としてあり得るだろうと思います。

小田原良治構成員

医療事故であるかどうかの判断が入っていたので、これは実施ではなかろうと申し上げたのです。

山本和彦座長

それは、一つのお考えとしてはあり得るお考えだろうと思います。

松原謙二構成員

私はこの前のときに何を思ったかといいますと、相談をセンターでしかしてはいけないという言い方をされたので、それは違うということです。それで理解はよろしゅうございますか。

山本和彦座長
それはそういうことなのでしょうね
松原謙二構成員
要するに、「相談をセンターだけでしかできないという法令の読み方ができる」という表現だったので、それは違うだろうと私は思います。
山本和彦座長
まさに松原構成員が言われたように、どちらかに相談しなければいけない、こちらには相談してはいけないのだということにすべきだという意見はあまりなくて、どちらにも相談することはできる。ただ、現実にそれがどういうふうにワークして、現実にどちらのほうに相談することになるのかというのは、それは動き出してみないと分からないということはあるのだろうと思うのですが、どちらかに相談してはいけないという議論はあるのですか。
松原謙二構成員
前回出ていた表（図4－14）の中に、案としてセンターにしか○がなかったから、この話をしているのであって、私はどちらに相談するのも、むしろ最終的にはどちらにも相談するのが正しいと思います。
宮澤潤構成員
私は、支援センターに統一すべきであると考えています。それは今、これから始めていこうという医療事故の定義の問題は非常に多義的であります。それで、これからどうなるかという問題ももちろんありますけれども、ある程度がっちり形をしたものを作っていくとしても、限界領域というものは必ず出てきます。その限界領域が出てきたときに、どこに相談していくかという、判断の統一性というものは制度を作っていく上で非常に大切だと考えています。そのように考えるときに、やはり1つのところに、支援センターなら支援センターというところに集約をして判断していくというのが正しい形であろうと思います。

山本和彦座長

宮澤先生のお考えというのは、この第6条の11の三項の解釈として、「医療事故調査に必要な支援」の中には、相談に応じて助言をするということは含まれないという解釈になりましょうか。

宮澤潤構成員

第6条の11の三項ですか。

山本和彦座長

先生は、センターに統一すると言われたのですか。

宮澤潤構成員

はい。

山本和彦座長

第6条の11の三項は、医療事故調査支援団体の業務といいますか、役割について規定をしておるわけですが、その中で「医療事故調査に必要な支援を行う」というものが支援団体の任務になっているのですが、この中には相談に応じて助言をするということは必要な支援に含まれないと解釈することになるのでしょうか。

宮澤潤構成員

基本的には、これは医療事故調査が始まった中での問題であると考えています。そうしますと、医療事故調査を始めるかどうか、実施の可否についての判断、医療事故として考えるかどうか、届出をするかどうかというのは、この中に含まれていないと考えています。

山本和彦座長

それは先ほどのご説明ですと、厚生労働省のほうのご説明とは少し違うということになりましょうか。

山本和彦座長

法律の解釈の問題につきましては、若干、構成員の間に認識のずれがあると思いましたので、この点についてはもう一度、厚労省のほうでまた次回以降。

小田原良治構成員

前回の9ページ(図4－14)の(「医療事故の判断など制度全般に関する相談」部分の)○が、先ほど松原先生が言われたこの○は、(支援団体まで)全部○でいいですねという確認なのです。

大坪寛子医療安全推進室長

前回の9ページの、支援団体の案をリスト化して書かせていただいていまして、その下の表のところをおっしゃっているのだろうと思いますが、これは案としてお示ししているものでございますので、そこの解釈としては、先ほど申し上げましたように、どちらも相談を受けることは可能でございますので、そこにつきましては両方○ということです（図4-14）。

小田原良治構成員

（センターも支援団体も）全部○ということでよろしいのですね。

大坪寛子医療安全推進室長

はい。

小田原良治構成員

それだけ確認しておきます。

「医療事故の判断など制度全般に関する相談」を厚労省は、センターの独占業務として提示していた。「医療事故の判断」がセンター業務となると、センターが「医療事故」か否かを判断し、センター報告を促し、センター調査を行うというセンター独裁体制になってしまう恐れがある。これに対し、筆者は、条文の解釈上、「医療事故の判断など制度全般に関する相談」は支援団体業務であり、センターが独占するのは利益相反の疑いがあると論陣を張った。結果としては、センター・支援団体双方の業務ということで決着し、センター独占が回避されたのである。

これにより、各医療機関が、「医療事故」に該当するか否かの判断を、自主的に行えることが担保されたのである。

松原謙二構成員

遺族の方への説明事項です。なるべく義務は少なく、そして速やかに報告しなければならないと同時に、患者さんの家族は大変つらい状態でありますので、早く説明しなければならないということを申し上げたと思います。そのためには、やはり省令事項というものは法令ですので、その中に入れて義務化するのではなくて、可能であれば通知のところで、こういうようにするのが望ましいという形で対応していただくのが正しいのではないか、速やかにできるのではないかと思いますが、いかがでございましょうか。

永井裕之構成員

今までの説明のどこにも出てこないのですが、特に死亡事例の中の合併症みたいなことも説明されて、予想された、予期した合併症であると説明をされることも多々あるのではないかと、懸念しているのです。そういうときに、医療機関側の説明だけではなくて、やはり遺族側がどう、疑義を抱いているか。特に合併症の問題でも、死因の不明なことをこれから調査していっていただけないかの瀬戸際に対しては、遺族からのヒアリングをどうするかを、私はどこかに入れていただきたいと考えています。

山本和彦座長

この部分は、病院等の管理者が医療事故であるということを判断して、それでセンターに対して届出をする。報告をするという、その前の段階で遺族に対して説明をするということになると思うのです。

永井裕之構成員

急に亡くなったときに調査に入るか、入らないかという問題がこの前にあるわけですね。医療側が決まって、支援団体か支援センターに相談して、医療事故として一応調査に入りますと遺族に報告することになるのでしょう。しかし、その前に必ず遺族に対しての説明もあったり、亡くなったときに説明があって、これは予期したインフォームドコンセントで説明した合併症ですとか、いろいろな説明をして、事故ではありませんとか、やはり疑問があるから事故として調べますとか、そういうことになると思うのですよ。調査に入らない場合、要するに医療側が判断し、支援団体と相談してというだけで終わってしまわずに、やはり患者・遺族も含めたヒアリングをちゃんとすることがあったほうがずっとスムーズにいくのではないかという意味です。

山本和彦座長

ご趣旨は分かりました。医療事故かどうかという判断をする、むしろ前の段階のところのということですね。

大坪寛子医療安全推進室長

「死亡事例発生からセンター報告までの流れと論点」ポンチ絵（図4-15）。

今回の制度におきましては、死亡事例が発生した後、医療事故で、この制度にいうところの医療事故に入るかどうかをご判断いただく。そこに入ったものについて、センターにご報告いただくわけですけれども、その前にあらかじめ遺族に説明する。その事項について、今、ご検討いただいているところでございます。おそらく永井構成員がおっしゃった、最初の段階で亡くなりましたとか、合併症ですとか、そういった話につきましては通常の診療の中でやられていることで、それは今回の制度の外でもなされていることかと思いまして、この赤で点々で矢印を示しておりますが、これは亡くなった当日、速やかにお話しする事項というものはあろうかと思います。

今、ご議論いただきたいのは、医療事故と判断した後に、センターへ報告する前に何をご説明いただくかということでありますので、よろしいでしょうか。

宮澤潤構成員

私は今回、赤で省令に入っている部分というのは入れるべきであると思っています。これは、やはり内容的には「当該報告時点において説明することが可能なもの」という形で、不可能なことは何も強いていない。分かっている範囲で説明してくださいということですので、これが何らかのものを無理やりに説明したりとか、あるものはないとか、ないものはあるとかいう形での強制は一切ない。可能なものだけを説明してくださいということですので、これは省令に入れておくべき内容かと考えております。

松原謙二構成員

可能であるとか、可能でないとかになりますと、では、それが本当に可能であったのか、可能でなかったのかというところの議論が出てまいります。やはりここのところは通知でやるべきであって、可能であったのに書かなかったからだめではないかと言われますと、それは大変管理者も困ってしまいますので、私の主張したようにしていただきたく思います。

また、永井さんがおっしゃったのは今回の議論のところではありませんで、一番最初の遺族の方への説明、亡くなられるという大変なことが起きたときに、主治医も病院もきちんと説明をいたします。そのときに患者さんにきちんと説明をして、合理的な理由を説明して、それでも説明がそれではつかないというときには当然、管理者はそこから考えて、これを医療事故と判断すると私は思います。

加藤良夫構成員

「病院等の管理者は、前項の規定による報告をするに当たって」であります。つまり、センターのほうに報告をするに当たって、厚生労働省令で定める事項を説明しなければならないということになるわけですが、こういう場合というのは予期せぬ死亡に直面したご遺族、ご家族の、なぜ亡くなったのだろうとか、いろいろな遺族の心情というものにきちんと応える必要があるわけです。それで当然、医療機関としては、亡くなった以上は死亡診断書を書きます。それで、それなりに死因とか原因ということを書いて、分かる範囲で出さないといけませんね。一方で、きちんと調べようという必要があると考えるから、このセンターにも報告をする。そういうことになります。したがって、そういう意味で言いますと、省令のイメージで、赤字の部分は必要なことである。これを通知のほうに落としていくというべき話ではなくて、まさに医療事故の内容に関する情報であって、当該報告時点において説明することが可能なものはきちんとご遺族にお話をしておく。当然、それはきちんと調べた後に変わってくるかもしれないという留保をつけられることは予想されることですけれども、分かっていて、報告できる範囲のことがあれば、それは報告をして、ご遺族の心情にきちんと応えていくというのがあるべき姿であると私は思います。

田邉昇構成員

今の加藤構成員のご発言ですけれども、前提で、ご遺族が予期しないではなくて、法律の規定は管理者が予期しないので、その点がまず、前提が若干違うのではないか。2点目は、第6条の10の規定の書きぶりはおそらく、これは患者情報を第三者の、亡くなった方ですから、個人情報の対象には本来なりませんけれども、そういったことを第三者の機関、民間機関に通知をすることについての許容を求めるような記載というふうに読むことができるので、この中で事故の内容その他、いろいろなことを省令の中で書き込んで義務とする必要はないのではないか。

要するに事故の特定と、それから、これを遺族に対しては第三者の機関に報告するという、この2点を言えばいいのであって、それ以外のいろいろなご遺族の気持ちとか被害性とか、そういったものに対しての説明は、仮に報告をしないような場合であっても、医療機関であるとか医師の義務として、顛末報告義務の一環としてされればいいと考えますので、私は、松原構成員のご意見に全面的に賛同いたします。

米村滋人構成員

ほかの医療関連法令におきましても、種々、医師の診療に伴って得られた情報を官公庁に届け出る義務が規定されている場合というのは存在するわけでございます。感染症の届出義務その他でございますけれども、それは従来から、患者さんないし家族の皆様の同意がなくとも、法律上届出なければならないのだから届け出るのだと、そういう理解で運用されてきたわけです。ところが、近年、個人情報ないし医療情報の重要性が指摘される中で、法律の規定があるから官公庁に情報提供するということはやはり問題があるのではないか、少なくとも、そういう形で官公庁に情報が行きますということは、事前に患者さんないしご家族の方々に説明されていてしかるべきではないか、という考え方がかなり広まってきていると私のほうでは認識しております。

もちろん、さまざまな法的な届出義務、報告義務、その他の規定の中で、事前に患者さん・家族の方々に説明するようにということが法文上義務付けられている例はないわけですけれども、しかし、こういった形で非常にセンシティブな情報を、官公庁ではございませんが、センターのほうに報告するということが制度化されるに当たっては、その前にご遺族の方々に、こういう情報がセンターのほうに行きますということを予めお話ししておくことはやはり必要なことであって、そういう趣旨のものとしてこの規定は理解すべきではないかと考えております。

その上で、その制度理解に立ちますと、これはやはり報告との内容的な関連性を十分考慮しなければならないということになるのでしょうから、事務局のほうでお書きになっておられる「遺族への説明事項について、センターへの報告事項と同様とするか」という論点についてですけれども、これは原則的に同様であるのが望ましいと私は考えております。

説明の時点において説明可能なものについて説明するという、それはそれでよろしいのではないかと思います。ただ、基本的には報告内容をここで説明するという形で趣旨を明らかにしていただくほうがよろしいのではないかと私は考えます。

山本和彦座長

基本的には、センターへの報告事項と遺族への説明事項というものは、その説明の仕方、その情報の詳細さというのでしょうか、そういった点については違いがあるにしても、基本的にはセンターに対して報告する事項について、小田原構成員はその概要と言われましたけれども、それを遺族に対して説明をすることが望ましいという点においてはそれほど認識は違わないと伺いましたので、ここはもう少し省令の書きぶり等についてはまたさらに整理したいと思います。

前回かなりご議論いただいた、このセンターへの報告期限の問題については、今回のペーパーでは「報告期限の目安を設ける」という部分に二重線が引かれておりまして、目安ではなくて、法律どおり、遅滞なく報告するという限りに、事故の具体的な事案もかなり違いますので、そんなに24時間とか1カ月ということはなかなか決めがたいのではないかというのが事務局の心だと思いますけれども、このあたりはいかがでしょうか。

山本和彦座長

おそらく法律用語として、この「遅滞なく」というのも田邉構成員に的確にまとめていただいていると思います。判例等では、合理的な理由、あるいは正当な理由がある場合には少し遅れても仕方がないということを表す法令用語だと思いますので、逆に言えば、正当な理由もなく、合理的な理由もなく、漫然とその期間を費やした、これは遅滞なくとは言えない、これは遅滞があったということになってしまうわけですので。

小田原良治構成員

事務局案の「遅滞なく」に賛成でございます。これで結構かと思います。

小田原良治構成員

センターへの報告事項について。

資料（筆者提出意見書②）を添付してございます。前にもお話ししましたが、発生時点の報告であるので、中身までは必要ないだろう。特に省令部分でです。それと「その他必要な情報」と書いてありますが、通知のほうには「その他管理者が必要と判断した情報」とありますので、省令事項も「その他管理者が必要と判断した事項」としていただきたい。

ただ、この内容につきましては、今の医療事故情報収集等事業。これはいわゆる最終報告なのですよ。この項目と同じ項目になっていますが、これは内容を報告するようになっていますが、これは最終報告ですから内容が入っているのであって、今回の仕組みは今から始めますという話ですから、これについては上の4項目だけで十分であろうということは前にも申し上げたとおりでございます。

山本和彦座長

これはやはり「当該報告時点において報告することが可能なもの」というものが入っているわけではありますけれども、なお省令事項とすることについてのご懸念というふうに承りましたので、先ほどの遺族への説明事項とあわせて、その部分についてはなおご異論といいますか、省令事項とする点についてご異論があるということは了解いたしました。

大坪寛子医療安全推進室長

資料説明。「再発防止については必須事項とせず、管理者の判断に委ねる」という案で提示したが、議論してほしい。報告書の取り扱いで、「調査の結果は内部資料に含まない」ということで。

大磯義一郎構成員

私は、小田原先生の意見に賛成で、事故調査の制度の中での調査に関しては再発防止まで行かずに、事実の確定ができればよくて、事故調査の制度とは関係のないところで個別の対策を取るというのは内部にとどまる議論ですので、あっても構わないということで、そういう趣旨です。

小田原良治構成員　必須的記載事項は問題。任意的記載事項とすべき。

小田原良治構成員　原因分析についての報告も、同じように任意的記載事項という形にしてほしい。

大坪寛子医療安全推進室長　第6条の11は、「原因を明らかにするために必要な調査」となっておりますので、原因分析まではこの調査の範囲に明確に含まれていると考えております。

小田原良治構成員　原因を明らかにするために必要な調査が任意であるとは言っておりません。要するに、記載事項を任意的記載事項にしてくれと。複数列挙をいろいろしていくと、原因究明の責任のという話に発展いたします。これを記載事項にすると問題が出てくるので、任意的記載事項にしてくれという話でございます。

田邉昇構成員　特に通知のレベルで、今、小田原構成員のほうがご指摘になったような懸念はあるわけなので、記載事項を任意、必要的、いずれにせよ、通知の中で個人の責任を特定し、あるいは追及のための記載ではないことを通知の中に明記していただく。原因分析というのは犯人探しではないのだ。ここを明記していただくような表現が入っておればよいのではないかと思います。

永井裕之構成員

この制度は、少なくとも死亡の原因分析及び原因究明といいますか、そこをしっかり、まずはやっていただきたいです。もし、やらないなら医療安全にも多分つながらないと思って再発防止の話もしました。最初の頃には、再発防止をすると個人責任になるという話がありました。今度、原因究明をすると個人責任になるとおっしゃいます。もし何の法でも医療者は罰せられないことを保証して、医療事故調査をやってほしいと本当におっしゃっているのですか。そんなことはあり得ない話です。この事故は当事者個人として本当に気をつけてやってほしいというような問題は、その病院がその当事者を指導するようなこともあったり、場合によっては行政処分だって出てくるでしょう。もし、そのような個人的な処分を全部なくしてほしいなどということを本当にお考えでそういうことをおっしゃっているのでしょうか。そうだとしましたらすごく疑問に感じます。

大坪寛子医療安全推進室長

「センターが行う整理・分析について」（図4-1）、前回、小田原構成員からのポンチ絵の修正意見部分を修正した。

「センターが行う調査の依頼について」、法律上は、院内調査の終了前後を問わず、センターへ調査依頼は可能。「安易な依頼を避けるための調査対象の選別や基準や手立てが必要ではないか」との意見があった。院内事故調査終了後にセンターが調査をする場合は、院内調査の検証が中心。調査に協力してほしいとの通知イメージ。院内調査が終了する前にセンターが調査する場合については議論あり。基本的には医療機関が行う調査が基本。

松原謙二構成員

ちょっと戻るのですが、第6条の11から、原因を明らかにして、それを書かなければいけないということをおっしゃったのですが、これは原因を明らかにするために必要な調査を行わなければならないということであって、原因を明らかにして、その結果を書けとはどこにも書いてないのです。しかも、第三者機関のところの責任として、それを整理・分析して結論を出し、その結論については報告しろとありますので、院内調査で最終結論を一回出さねばならないということは法律上どこにも書いていないわけですから、先ほどから申しますように、これはあくまでも分析が正確にできるために資料を集めて、その資料が正しいかどうかをセンターが判断するという作りになっていますから、そこのところを御理解賜りたい。

大坪寛子医療安全推進室長

先ほどの部分ですね。第6条の11で「その原因を明らかにするために必要な調査」で、そこに原因分析が含まれるかどうかということのお尋ねがありましたので、そこは明確に含まれますという説明をさせていただきました。

松原謙二構成員

「必要な調査をしなければならない」であって、これは「原因を明らかにしなければならない」という文章ではありませんね。そして、その資料をきちんと集めて、最終的にはセンターで分析・整理して、きちんとした回答を出して、国民のための医療に資することをしなければならないという作りになっているのではないでしょうか。

大坪寛子医療安全推進室長

はい、ご指摘のとおりで、明らかにしなければならないではなく、明らかにするための調査項目は何かというご議論かと思っております。

小田原良治構成員

松原先生に賛成。

大磯義一郎構成員

刑事で捜索差押の令状が出てしまうと、防御ができないというところが非常に厳しいところであるということだけはご指摘させていただきたいです。翻って捜査機関に聞き取り調査の内容等が漏れてしまう可能性があるのだということだけはやはり、聞き取り調査をする際に説明する必要が出てくるというのが1点。そして、そういったことができない。民事、刑事、行政のところでブロックすることが省令上できないということであるならば、なおさら、報告書の記載内容に非懲罰性、秘匿性が強く求められてくるということで、報告書に医学的評価、原因分析、再発防止策というものを書かないという選択肢が挙げられていなかったような気がするのですけれども、それは最終的に法律の構造上、非懲罰化を貫く、担保するために書かないという選択肢はやはり考えなければいけないのではないかと思います。

山本和彦座長

それは、この調査結果報告書、院内調査とセンターの調査というものは、ある程度パラレルになっているわけですが、書く主体が違うので、任意的記載事項であるというふうに言ったときの意味は恐らく、院内調査の場合とセンター調査の場合とかなり違うわけですね。院内調査の場合は病院が自分で決められるということを意味するのに対して、これはセンターが書いても書かなくてもいいということになるかもしれない。そうしますと、今のご意見はむしろ、このセンター調査の結果報告書としては原因分析とか、再発防止策もそうかもしれませんが、書くべきではないという意見ですか。

大磯義一郎構成員

その点に関しては、先ほど意見を述べさせていただいたのですけれども、現状のモデル事業であったりとか産科無過失補償制度等においては、原因分析であったり、医学的評価、再発防止策のところで個人のヒューマンエラーを指摘するような記載がされていて、実際に4％刑事訴追を受けてしまっているわけですよ。そのような状況にある以上は、やはり現段階で書くのは時期尚早であり、逆に言ってしまうと、そういった河野先生ご指摘のとおり、システムエラーであったりヒューマンエラーから離れたところの原因分析ができるように、速やかに教育を進めていくことがまず第一で、前提としてあるべきことであると思います。

田邉昇構成員

1点は、宮澤構成員のご意見でございますけれども、4%の刑事事件化がそんなまれなことと言われては到底、医療界としては容認しがたいと思います。4%、いろいろな、例えば脳性麻痺事案、産科の医療補償制度ですから、産科医で脳性麻痺のケースで4%刑事訴追されるとなったら、だれも分娩を担当しませんよ。そんなことも分からないでここで議論していること自体、私は信じられない。そう思いませんか。ほかの医療関係者の方はお分かりだと思います。これがまず1点。

もう1点、センターの原因分析その他ですけれども、センターというのはいろいろな医療機関から多くの事例を集めるわけです。そこにセンターの主眼がある。センターというのはまさにそうなのです。ですから、多くの事例を集めて、その中で提言、原因分析、こういったことが原因になり、こういったことが再発防止になる。こういった提言はもちろん、センターの機能としてあるわけですけれども、ここの報告に対して、それぞれに対して評価を加えて、こういった点がどうのこうのということはセンターの機能としてそれが適切かどうか。

そんなことが必要なのかどうかといいますと、これは単に産科医療補償制度の、先ほどの大磯先生の懸念と同じで、誰かの責任追及になるという危惧は十分あるわけなのです。そういった危惧自身、この危惧はまさに現実の問題として、3000万円渡しているにもかかわらず4%が刑事訴追されるという、こういった現実の前では医療者は完全に萎縮します。そこを十分意識していただきたい。

山本和彦座長

田邉構成員、センターが調査を行うに当たって、原因の分析をやっていくこと自体を否定されているのではなくて、それを調査報告書に記載することが問題であるというご指摘と承ってよろしいですか。

田邉昇構成員

そうです。ですから複数の事案を、調査報告書が来るわけですから、それを分析・検討する中で、こういったところが原因になるのではなかろうか。そういったことを検討するのは必要だと思います。そのときに人間工学の専門家が入ったりして、共通の認知機能の誤りにつながるような薬剤があるとか、そういった検討は十分していただきたいと思うのですけれども、個々のケースで原因がこうであって、こういうことをすればよかったということは書く必要はないのではないかと思います。

米村滋人構成員

田邉構成員のご発言の趣旨、小田原構成員の医法協の報告書の趣旨も、私は大変よく理解しているところでございます。

日本の民事訴訟は、刑事訴訟もそうであると思いますけれども、基本的にはヨーロッパ大陸法の系統でございまして、証拠制限をするという仕組みがもともとございません。そこが英米法との根本的な違いでございます。したがいまして、ほかのさまざまな責任追及が必要な分野におきましても、そういった証拠制限をしてほしいという要請はあるわけでございますけれども、残念ながらお応えできる状況にはない。それは日本の法体系上、お応えできないというところでございます。しかし、では全く何の対応もしていないのかと申しますと、そうではございません。日本法上はそういった形で証拠制限はできないわけですけれども、裁判官のほうで自由心証主義という形が取られておりまして、裁判官が全ての証拠を自由に判断する。その際に、直接その訴訟と関連性のない証拠は採用しないであるとか、あるいは仮に採用されるとしても、裁判官のほうでほとんどそれを重視せず結論を出すということがされているのが実際でございます。私自身、判例をたくさん見ておるわけですけれども、実際そのような判断がされております。

したがいまして、ここの場面におきましても、証拠として採用されるかどうかまでは分かりませんけれども、仮に採用されたとしても、これは訴訟案件の解決と直接関係のない文書であるということが分かるような形で成文化するのが望ましいのではないか。

報告書が訴訟に使われる、あるいは捜査の端緒となることが現実問題としては起こったのかもしれませんが、今回こういった形で立法して、全国統一でこういった趣旨の制度として運用しましょうということを決めたわけですので、その趣旨をしっかりと周知し、それをまた報告書の内容にも反映させる。それで、これはセンターが行う報告書の内容になりますので、センターが行う以上は当然、この法律の趣旨にのっとって、それに必要な記載をしていただけるものというふうに私は確信しております。そういった形で外に出たものについて、責任追及の手段として使われるということは、私は過剰に心配する必要はないのではないかと考えております。むしろ、その趣旨をこういった場で、公の場で国民の皆様にきちんとご説明して、もちろん裁判所であれ、官公庁その他の関係者であれ、みんな聞いていることであろうと思いますので、そういうところでしっかり、この制度は責任追及のための制度ではないのです。ここでできた報告書を責任追及の手段に使わないでいただきたいということをしっかりお話しすることが大事なのではないかと考えているところでございます。

山本和彦座長

最後におっしゃったところは、おそらくそれほど異論はないところであろうと思いますが、具体的にどういう形にしていくか、その具体の、特に調査結果報告書に何を記載する、原因分析、再発防止策の記載につきましては院内調査報告書と同様に、重なる部分と重ならない部分があると思いますけれども、なお構成員の間の認識の隔たりということは確認できたのではないかと理解しました。

小田原良治構成員

「センターが行う整理・分析」の資料と「センターが行う調査の依頼」の資料が一緒に出ているので、先ほどから出ている分析が必要とか、整理が必要とかいう話について確認したい。分析が必要という話は「センターが行う整理・分析」の話で、話はついていると思う。すなわち、報告書をセンターに上げて、センターが分析、整理して、ポンチ絵のとおり、その中から得られた、普遍的なものを、報告した全部の医療機関に返して役立てるということは、すでに整理済み。「センターが行う調査の依頼について」は、センターが各医療機関に入って直接調査するセンター調査の話なので、別の話だということを確認しておきたい。

山本和彦座長

それはそのとおりなのではないでしょうか。

4. 本項のおわりに

第3回施行に係る検討会で、医療事故に該当するか否かの相談窓口が、センターのみではなく、支援団体にまで広げられたのは、大きな成果であった。

医療事故の発生報告、報告前の遺族への説明も妥当なものとなり、報告期間についても「遅滞なく」ということに収斂した。

センター調査のポンチ絵も、第2回の施行に係る検討会で、筆者が指摘したとおりに、普遍的な分析結果を、報告した複数の医療機関に報告するという形に修正された。

この第3回施行に係る検討会でのハプニングは、常に「医療側弁護士の……」と自己紹介し、実際、医療側弁護士代表として構成員に選任されている宮澤潤弁護士の、到底、医療側とは思えぬ発言である。同弁護士は常々、医療側とは思えぬ発言を繰り返しているが、今回の施行に係る検討会でも、「医療側」とは考えられない発言を連発していた。その極めつけが、「4％の刑事訴追」を「ごくわずかな」と発言したのである。さすがに、一斉に、抗議の手が挙がった。指名された田邉昇医師・弁護士が、「4％も刑事訴追されれば、だれも分娩にタッチしない。そんなことも分からずに議論しているのか」と痛烈に批判したのである。

師走まで議論を続けた、施行に係る検討会は、年明け早々、1月14日に最大の山場である第4回施行に係る検討会を迎えることとなる。

(V) 第4回 医療事故調査制度の施行に係る検討会
―「医療事故の定義」の確立からとりまとめへ―

2015年（平成27年）1月14日、第4回医療事故調査制度の施行に係る検討会が開催された。年明け早々の会議開催であった。この第4回施行に係る検討会は、医療事故調査制度の根幹部分の論議であり、天王山であった。「医療事故の定義」と「医療事故の定義について、当該死亡又は死産を予期しなかったもの」の省令案がテーマであったからである。前述したとおり、「医療事故の定義」図は、筆者らが厚労省に持ち込んだものであり、「当該死亡又は死産を予期しなかったもの」の省令案は、事前協議で、筆者が二つ返事でOKを出したものである。これをいかにして原案に近い状態で通すかということである。この部分については、厚労省とも、ほぼ、話のついている部分であり、法令条文どおりに解釈すれば筆者らの主張に到達することは明白であった。したがって、筆者らの意見の主張は控えて、とりまとめのサポートに徹した。第3回までの施行に係る検討会では、筆者らの意見を声高に主張して、検討会の議論を引っ張ったが、第4回以降は、一転、主張を最低限に抑えて、とりまとめのサポート役に徹した。しかし、要所、要所は、解釈がぶれないようにしつこくダメ押しの質問をするという展開になった。「医療に起因し、又は起因すると疑われるもの」も大きな議題ではあったが、この部分は、省令事項ではなく、通知事項である。通知部分については、問題はないと考えていたが、直前に「判断の支援のための考え方」として、厚労科研費研究班の資料が提出されることが分かった。この資料は合意されたものではなかった。また、細かいことまでがんじがらめに通知で規定することに筆者は反対であった。細かいことにまで縛りを入れれば現場は機能しない。したがって、筆者は対案を出すとともに、西澤寛俊構成員提出資料を、通知以下の参考資料にとどめるべく主張を行った。筆者の意図が分かったのであろう。山本和彦座長から、発言の意味を確認する質問があった。

中島和江参考人からは、医療安全の的確なレクチャーがあり、施行に係る検討会の議論を正しい方向に導くために効果的であったが、遺族側構成員から参考人に失礼な不愉快な質問が浴びせられた。招聘した筆者としては、中島和江参考人を気の毒に感じたところであった。この部分の議事については、議論の流れにも影響しないこともあり、不適切な発言であるので、あえて、記載しないこととした。

第4回医療事故調査制度の施行に係る検討会議事概要

第4回施行に係る検討会は、結論をいかに原案に近く持っていけるかがポイントであった。

医療事故の定義の部分と医療機関あるいはセンターが行う調査に関する部分。

山本和彦座長

大坪寛子医療安全推進室長

「医療事故の定義」

医療事故の定義を示す改正医療法第6条の10の条文と、省令事項、通知事項該当部分を示す。その下に「医療事故の範囲」として示している図（図4－5）は、条文にある2つの判断軸「医療に起因し、又は起因すると疑われる死亡又は死産」「管理者が予期しなかったもの」、この2つの軸が交わるところが制度の対象事案になるということを示している。3つの論点につき議論いただきたい。1．「医療に起因し、又は起因すると疑われるもの」の考え方。2．「当該死亡又は死産を予期しなかったもの」についての考え方。3．「死産について」の考え方。「医療に起因し、又は起因すると疑われるもの」は省令事項ではないので、通知で解釈を示す。「当該死亡又は死産を予期しなかったもの」は省令事項。これについて、次に厚労省案を示す。
「当該死亡又は死産が予期されていなかったものとして、以下の事項のいずれにも該当しないもの」としてはどうか。

1.「管理者が、当該医療の提供前に、医療従事者等により、当該患者等に対して、当該死亡又は死産が予期されていることを説明していたと認めたもの。」

2.「管理者が、当該医療の提供前に、医療従事者等により、当該死亡又は死産が予期されていることを診療録その他の文書等に記録していたと認めたもの。」

3.「管理者が、当該医療の提供に係る医療従事者等からの事情の聴取及び、医療の安全管理のための委員会（当該委員会を開催している場合に限る。）からの意見の聴取を行った上で、当該医療の提供前に、当該医療の提供に係る医療従事者等により、当該死亡又は死産が予期されていると認めたもの。」

この事項のいずれにも該当しない場合に予期しなかったものとしてはどうか。いずれかに該当した場合には事前に予期をしたとする案。3号については、緊急時等説明や文書記載など余裕がなく、処置や手術等に入る場合があるであろうから、こういう場合を考えて入れた。

死産については、日本産婦人科医会と産科婦人科学会意見と医法協の小田原常務理事の意見をそのまま記載した。

西澤寛俊構成員
　今般の制度における「医療に起因し、又は起因すると疑われるもの」の範囲について、議論を継続している資料（図4－16）を提出いたしました。現在、検討中のものでございます。
小田原良治構成員
　まず、今日の西澤先生の、西澤班でこういうのを検討しているというご紹介だったかと思います。次回、西澤班でかなり検討されると思います。そういう意味では非常にまだ不完全な状態での提出ではないかと思っております。
　運用レベルでの話ですので、先々運用で詰めていけばいい話

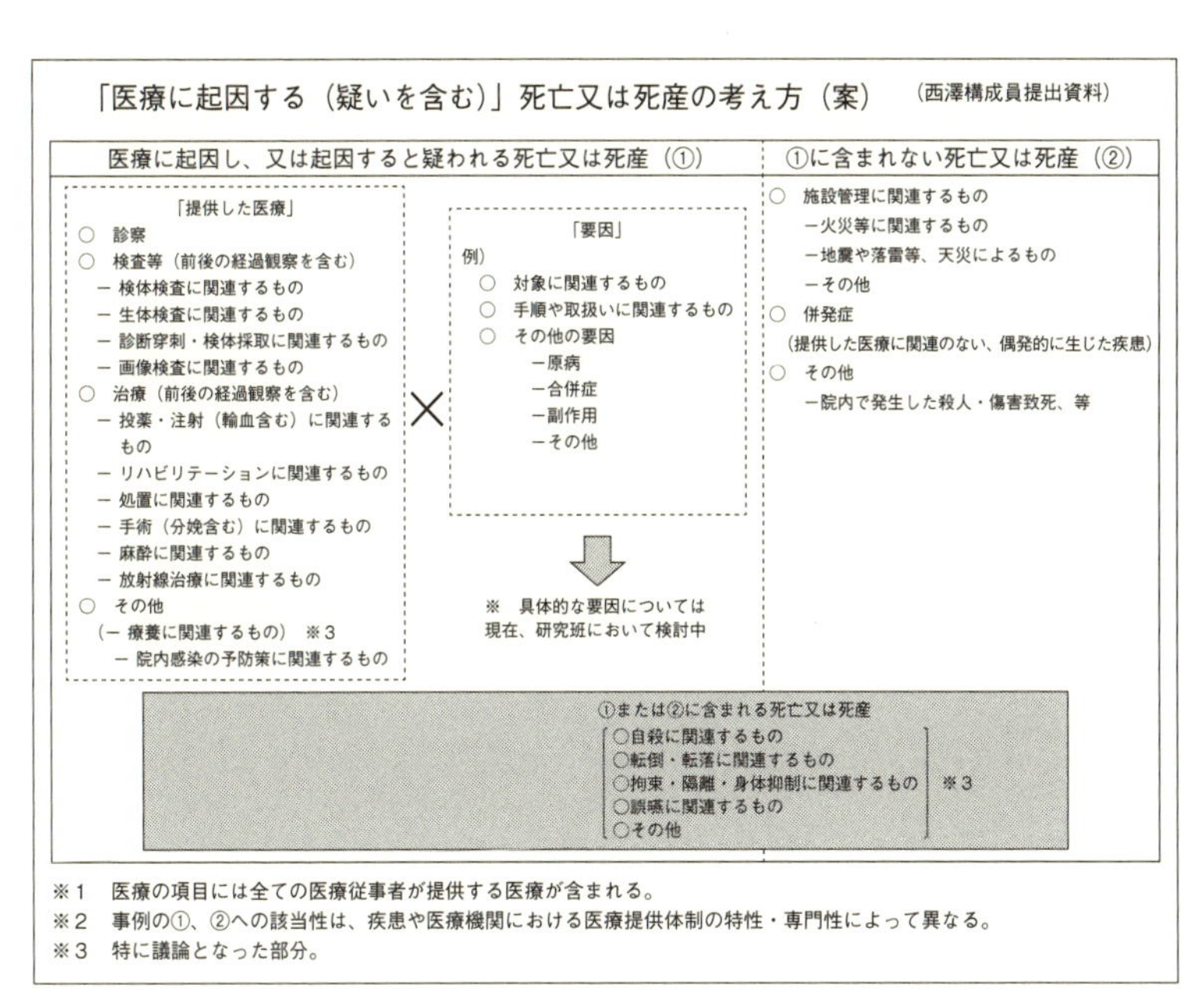

「医療に起因する（疑いを含む）」死亡又は死産の考え方（案）　（西澤構成員提出資料）

医療に起因し、又は起因すると疑われる死亡又は死産（①）			①に含まれない死亡又は死産（②）
「提供した医療」 ○　診察 ○　検査等（前後の経過観察を含む） ー 検体検査に関連するもの ー 生体検査に関連するもの ー 診断穿刺・検体採取に関連するもの ー 画像検査に関連するもの ○　治療（前後の経過観察を含む） ー 投薬・注射（輸血含む）に関連するもの ー リハビリテーションに関連するもの ー 処置に関連するもの ー 手術（分娩含む）に関連するもの ー 麻酔に関連するもの ー 放射線治療に関連するもの ○　その他 （ー 療養に関連するもの）　※3 ー 院内感染の予防策に関連するもの	×	「要因」 例） ○　対象に関連するもの ○　手順や取扱いに関連するもの ○　その他の要因 ー原病 ー合併症 ー副作用 ーその他 ⇩ ※　具体的な要因については現在、研究班において検討中	○　施設管理に関連するもの ー火災等に関連するもの ー地震や落雷等、天災によるもの ーその他 ○　併発症 （提供した医療に関連のない、偶発的に生じた疾患） ○　その他 ー院内で発生した殺人・傷害致死、等

①または②に含まれる死亡又は死産
○自殺に関連するもの
○転倒・転落に関連するもの
○拘束・隔離・身体抑制に関連するもの
○誤嚥に関連するもの
○その他
※3

※1　医療の項目には全ての医療従事者が提供する医療が含まれる。
※2　事例の①、②への該当性は、疾患や医療機関における医療提供体制の特性・専門性によって異なる。
※3　特に議論となった部分。

図4-16　西澤構成員提出「医療に起因する死亡又は死産の考え方（案）」

で、ここでする議論ではないと思いますけれども、因みに、私どもの医療に起因するということの検討は、運用段階の話として検討に入っております。一応それだけご紹介して、これは直接ここで云々する話ではないのかなと思います。

山本和彦座長

ここで議論する話ではないというご意見の趣旨は、通知の中身としては。

小田原良治構成員

通知というか、実際の細かい、どれを対象とするかという問題であるということが1つ。西澤班で出されたような形になっていますが、西澤班でまだ今後検討余地があって、医法協も次回の西澤班にこれについては意見を出すことになっておりますので、それの話が決まってから後の話であろうと思います。

大磯義一郎構成員

療養に関連するもの、転倒・転落・誤嚥とか、入浴とか、こういった看護領域の事故といったものが今回の範疇に入ってくるというのは正直、私も驚いているのですけれども。その点に関して私自身は（医療に起因するものに）入れるべきではないと思っております。それは、医療法施行規則の一部を改正する省令の一部の施行についてということで、平成16年9月21日の厚生労働省医政局長通知に、医療と管理に関する具体的事例というのが参考1、参考2と書かれているのですけれども、まさに参考2のところ、事故報告範囲の具体例として（資料4－1）、「管理上の問題に係る事例、その他」として、転倒・転落、感電

参考２

事故報告範囲具体例

１．明らかに誤った医療行為又は管理に起因して、患者が死亡し、若しくは患者に障害が残った事例又は濃厚な処置若しくは治療を要した事例。	【医療行為にかかる事例】 ・異物の体内遺残 ・手術・検査・処置・リハビリ・麻酔等における、患者や部位の取り違え ・明らかに誤った手順での手術・検査・処置・リハビリ・麻酔等 ・重要な徴候、症状や検査結果の見落とし又は誤認による誤診 【医薬品・医療用具の取り扱いにかかる事例】 ・投薬にかかる事故（異型輸血、誤薬、過剰投与、調剤ミス等） ・機器の間違い又は誤用による事故 【管理上の問題にかかる事例、その他】 ・明らかな管理不備による入院中の転倒・転落、感電等 ・入院中に発生した重度な（筋膜（Ⅲ度）・筋層（Ⅳ度）に届く）褥瘡
２．明らかに誤った医療行為又は管理は認められないが、医療行為又は管理上の問題（注２）に起因して、患者が死亡し、若しくは患者に障害が残った事例又は濃厚な処置若しくは治療を要した事例。（医療行為又は管理上の問題に起因すると疑われるものを含み、当該事例の発生を予期しなかったものに限る。）	【医療行為にかかる事例】 ・手術・検査・処置・リハビリ・麻酔等にともなう予期されていなかった合併症 ・リスクの低い妊産婦の死亡 【医薬品・医療用具の取り扱いにかかる事例】 ・医療機器等の取り扱い等による重大な事故（人工呼吸器等） ・チューブ・カテーテル等の取り扱いによる重大な事故 【管理上の問題にかかる事例、その他】 ・熟練度の低い者が適切な指導なく行った医療行為による事故 ・入院中の転倒・転落、感電、熱傷 ・入院中の身体抑制にともなう事故 ・その他、原因不明で重篤な結果が生じた事例
３．上記１，２のほか、医療に係る事故の発生の予防及び再発の防止に資すると認める事例 ※ヒヤリハット事例に該当する事例も含まれる	【医療行為等にかかる事例】 ・移植にともなう未知の感染症 ・遺伝子治療による悪性腫瘍 ・汚染された薬剤・材料・生体由来材料等の使用による事故 【管理上の問題にかかる事例】 ・間違った保護者の元への新生児の引き渡し ・説明不足により、患者が危険な行為をおかした事例 ・入院中の自殺または自殺企図 ・患者の逸脱行為による転倒・転落、感電等 【犯罪、その他】 ・院内で発生した暴行、誘拐等の犯罪 ・無資格者・資格消失者による医療行為 ・盗難

※　この表は、それぞれのカテゴリーにおけるいくつかの例を示したものである。
（注２）ここにいう「管理（管理上の問題）」では、療養環境の問題の外に医療行為を行わなかったことに起因するもの等も含まれる。

資料4-1　平成16年９月21日医政発第0921001号通知

等とか、入院中に発生した重度な褥瘡であったりといったものが入っているということで、これらは過去の医政局長通知では、管理に起因するとされておりますので、これは医療ではないのではないかということが根拠でございます。

宮澤潤構成員

基本的には誤嚥とか転倒とか、いくつかのものは療養と考えられる余地があって、一概に転倒だからどちらかという形ではないと考えるべきだ。医療行為は判例上では専門的な知識、能力を有しなければ、それを行うことによって生命、身体に危険を及ぼす可能性がある行為、これが医療行為だといわれていますので、そのような観点から考えていくべきであって、類型別に転倒だからどちらかという問題ではないと私も思っております。

山本和彦座長

西澤構成員の提出資料によるところのグレーゾーンに関わる自殺の点、あるいは転倒・転落、誤嚥、療養といった点を中心にご議論いただいて、私の見たところ若干ご意見の相違があったように見受けられますが、最初、小田原構成員からのご指摘もありましたように、引き続き西澤先生の研究班でご研究をいただくということを伺っておりますので、また引き続き議論の対象とさせていただきたいとは思います。

田邉昇構成員

今、宮澤構成員がおっしゃったことは非常にもっともでして、医療の定義自身が、最高裁の定義も今、先生がおっしゃったとおりでございます。これは、逆に言うと、読み方によってはトートロジー的な読み方なので、専門家でありますが医療機関の管理者が医療に起因したかどうかを専門的見地から判断していくということがまず必要でして、余り類型化してこれを含む、含まないという通知を詳細に書くと、かえってよくないのではないか。ある程度、この部分については省令事項にもなっていないことということでご説明がありましたので、裁量的な記載にとどめる、広い記載にとどめるということでよいのではないかと思っております。

山本和彦座長

予期しなかったものに関する部分について。

小田原良治構成員

（81ページの図4－5）と合わせての話だと思いますが、よくできているなと思っております。私どもとしてはこれでいいのではないかと思っております。

松原謙二構成員

私どもはこういった形できちっと表記することが必要だと申してきました。ただ、一般的な話ではなくて、患者さんの病状に特定したところできちっと予期したかどうかを明瞭にする必要があると思います。つまり、例えば平均何パーセントかの可能性で危ないですよというのは説明では十分ではありません。むしろ、糖尿病やご高齢の患者さんはここまでできるけれども、ここまでしたら大変、死亡する可能性も高くなるといったことを説明する。つまり、特定の患者さんについての説明ということが大事であって、何もかにもこれで報告しなくていいのだということは絶対に医療界はするつもりもございませんし、そうしてはならないと思います。このシステムをきちっと運用するためには、やはりどのような場合に報告すべきかを明瞭にすべきだと思っております。

加藤良夫構成員

松原構成員がおっしゃったことに賛成の立場です。

今日の「構成員提出資料」の13ページ以下に、私が「省令（イメージ）、通知（イメージ）のたたき台の提案」ということで、サブタイトルは「医療の安全に資する医療事故調査制度とするために」ということで書かせていただきました。今、議論になっている6条の1項の医療事故の定義の点については、かねてここでも発言している内容のことを書いてございます。今日の資料2の5ページの省令（イメージ）のところで、カルテに記録してあるとか、そういうことがまれにあると言ってあれば、当然、それで予期していたという話ではない。「当該患者等に対して、当該死亡」と書いてあるところがそういう意味合いだろうと私は理解しました。非常に重篤な患者さん、重篤な疾患の場合もあるだろうし、極めて致死的なことを覚悟しながらもあえて助けにいくための手技ということもあり得るでしょうから、そういういろんな場面ごとに、当該経過でなくなるということが具体的に説明されているということが基本的に必要なことだろうと思います。抽象的、一般的にパーセンテージだけ免罪符的に書いておけば、全部それは抜けてしまうということではないということだけ押さえておきたいと思いました。

田邉昇構成員
　医療を提供する側からしてみましても、死ぬ可能性がこのぐらいありますよということを仮に予期して、想定しておって、分かるだろうなと思っていても、口に出してそれを説明する、死亡のリスクはこれぐらいありますよと言うのを術前、今、裁判例などでよくそういうのもありますけれども、助かろうと思って手術を受ける、治療を受けるのが患者さんですから、そういったことを明示的に言っていないからこれは予期しなかったのだというのも、また逆に違和感がございます。
　ですから、機序というか、普通の人であれば非常に大変なことが起こるのだなというような認識がきちんと得られるような事項が説明されておられれば、これは省令案の最初の説明の中に含むと考えていいのではないかと思います。（この田邉昇構成員の意見は、実務上、現場の考え方として重要である）
有賀徹構成員
　今の医療提供者側の心構えというか、気概というか、十二分に理解した上で、実は、私も結構つらい手術をしたことがありますし、検査をしたことがありますし、死亡する確率について議論を患者さんの家族、また、患者さんとしてきたことがあるのですけれども、例えば100分の1×100分の1ぐらいの確率でこういうことが起こりますよという話は、さすがに全くしないわけにもいかないのでするわけです。患者さんから見ると、それは自分がそれになる確率が万分の1とは思っていなくて、なるかならないかどちらかなのですね。ですから、私はそういうことがだんだん分かってきたときから、確率としてはこうだけれども、あなたにとっては、オール・オア・ナッシングなのだと、そのぐらいのことは十二分に分かってからやろうねということで、もっと言うと、患者さんの方から、先生はどのぐらいの確率でこういうことにぶち当たったのですかと言われたときに、実は仲間にはこういうことがあったので、一緒に助けたことがありますよ、自分自身の手術としてはありませんでしたがという言い方をすると、安心しました、ぜひお願いしますと。

ですから、このような信頼関係の上でのやりとりというのは確かに医療者そのもののアプローチも極めて重要なのですけれども、受け手側の方たちの、つまり、患者さんたちの一人一人については相当程度にバラエティーに富んでいて、書きぶりはもちろんこれでいいのですが、受け手の患者さんの側もそれなりの勉強のプロセスを、このような機会を捉えて一緒に学んでいくという形でやっていかないと、何となく空回りするような気がいたします。

山本和彦座長

基本的には現在、提示されている案で、おおむねこの検討会としてはご同意いただけていると理解しました。

山本和彦座長

死産について。

池下久弥参考人

参考資料1ページ。

妊婦健診では全く医療行為を行っていないので、「医療」ではなくて「管理」に分類される。したがって、妊婦健診で通院している妊婦については、死産が発生しても「医療事故」ではない。自然死産は医療行為中のものであっても、「予期したもの」と認められ、対象外。

岡井崇参考人

参考人提出資料の5ページ。

実際に原因を究明することに意義がある事例に限ったほうがいい。対象は、「妊娠中または分娩中の手術、処置、投薬及びそれに準じる医療行為により発生した死産」

田邉昇構成員

死産の場合も、通常の死亡と同じように考えるというのもコンセンサスがあったと思いますので、それを確認したいわけなのです。通常の死亡です。要するに、死産とかそういうの以外の、本件で議論になっている死亡についてですよ。

小田原良治構成員

今の話はとにかく死産についても、その前でやった死亡の定義と同じで支障はないですねという話が皆さんの話だと思うのですが、よろしいでしょうか。

産科が別に特殊なわけではなくて、その前のページの予期しなかった死亡（図4－5）との整合性は取れているのですねということの確認です。これでいいのではないかと思ったので、そういうことではないのでしょうか。
山本和彦座長
予期しなかったという部分に、私の理解では当然、文言上も「死亡又は死産」ということで、この省令のイメージでは当然死産も「予期しなかった」の省令の対象範囲としてこういうものになっていると理解しております。
小田原良治構成員
ということですね。支障はないということですね。
山本和彦座長
「医療に起因し、又は起因すると疑われるもの」というところも、先ほど若干ご意見の違いがあったように思いますが、私の理解では、そのご意見の違いが今の死産のところでも若干のニュアンスの違いに反映しているようには思いますが、ただ大枠としてはそれほど大きな違いはないと思っておりますので、あと、文言としてどのようにまとめるかということがあるかもしれません。（座長発言は、筆者の主張を補強したものである。筆者は産科が特別ではなく、同じ考え方であることをしつこく確認した）
山本和彦座長
死産の部分は、基本的には大きな異論はないということで。
「医療機関が行う医療事故調査」について事務局から。

大坪寛子医療安全推進室長

「医療機関が行う医療事故調査」についての論点3つ。①医療機関が行う医療事故調査の方法等について、②医療機関が行った医療事故調査の結果のセンターへの報告事項について、③医療機関が行った医療事故調査の遺族への説明事項等について。①医療機関が行う医療事故調査の方法等については、法律の条文で、院内調査のことを「原因を明らかにするために必要な調査」と規定している。省令案としては、赤字「当該医療事故の原因を明らかにするために、情報の収集及び整理を行うことにより行うものとする」。情報とは、管理者の判断で選択。解釈通知は、「本制度の目的は医療安全であり、個人の責任を追及するものではない」と明記。「調査については当該医療従事者を除外しないこと。」「調査項目については、以下の中から必要な範囲内で選択し、それらの事項に関し、情報の収集、整理を行うものとする。」「ヒアリング結果は内部資料として取扱い、開示しないこと（法的強制力がある場合を除く。）とし、その旨をヒアリング対象者に伝える。」「遺族からのヒアリングが必要な場合があることも考慮する。」など付記した。

「医療事故調査は医療事故の原因を明らかにするために行うものであること。」「調査の結果、必ずしも原因が明らかになるとは限らないことに留意すること。」「再発防止は可能な限り調査の中で検討することが望ましいが、必ずしも再発防止策が得られるとは限らないことに留意すること。」を追加。②医療機関が行った医療事故調査の結果のセンターへの報告について、省令案として、「院内調査結果の報告を行うときは次の事項を記載した報告書を医療事故調査・支援センターに提出して行う。」とした。個人の責任追及でないということを文言として加えた。「医療事故調査の項目、手法及び結果」とし、結果の中に、調査の概要、臨床経過、原因分析、管理者が検討した場合の再発防止策の検討結果等が含まれるのではないか。黒字部分はすでに合意された部分で、修正はない。③医療機関が行った医療事故調査の遺族への説明事項等について、「説明の方法やその情報の詳細等については、管理者の裁量に委ねること」とするが、基本的には「センターへ報告する内容を遺族に説明すること」ということでよろしいか?

山本和彦座長

中島参考人に説明いただく。

中島和江参考人

参考人提出資料9ページ。

本検討会で議論されている医療事故調査制度は、WHOドラフトガイドラインでいうところの「『学習』を目的とした」すなわち医療安全の向上を目的としたものであると理解している。この制度が成功するためには、7つの条件を満たす必要がある。一言で言うと、誰が失敗したかということではなく、何が事故をもたらしたのかを解明し、システムに着目した抜本的対策が講じられること。情報収集という入口も大切だが、医療を安全にするという対策、つまり出口はもっと大切。現在の医療安全のモデル、すなわちリニア、直線的モデルの限界が指摘されている。失敗から学ぶことの限界も指摘されている。「後知恵バイアス」も問題。これからの医療安全には、医療が複雑系であるということを前提としたアプローチが不可欠。複雑系の現場では、たった一つのベストの方法などなく、何を優先して何を犠牲にするか、限られた時間、マンパワー、道具で患者をどうやって救命するか。不確実性の中で厳しい決断を迫られる。大抵はうまくいくが、時に失敗する。すなわち、失敗と成功の道筋は同じだということが重要。結果は因果関係では説明できず、予測も困難。株価の日々の変動や大暴落が因果関係では説明できず、予測できないのと似ている。

やるべきことは、システムが安定に柔軟に動作するように制御すること。医療安全の向上には、院内事故調査は必要だが、リスクと限界もある。院内事故調査は症例を見極めて、本当に慎重に行う必要がある。

沢山事例を集めたら安全になるというのは幻想。理論（セオリー）が必要。一つ一つのケースを丁寧に扱い、複雑系を前提として、サイエンスに基づいて個別の医療機関では対応できない問題に対して、解決策を示し、実際に解決する。ある種の事故は3年後には全くなくなったといえるような医療事故調査制度になることを期待している。

山本和彦座長

大変短時間で非常に分かりやすいご説明をいただいたと思います。

大磯義一郎構成員

地域における院内事故調査というのは、先生のところでは実際、現場のドクターの負担はどのようになっているか、教えていただけたらと思います。

中島和江参考人

事故調査期間から見ますと、例えば阪大病院で院内のメンバーだけで事故調査を行った場合、報告書の完成までに2・5カ月かかっています。われわれのような医療安全を専従で担当している看護師2名、医師2名と、院内の複数の専門家で対応してそれぐらいかかります。複数の外部委員に調査をお願いしますと、非常に複雑なケースということもあり、報告書作成まで5カ月かかっています。すなわち、外部委員の方々はこの間、会議以外にも相当な時間を調査や報告書の作成に費やしているということです。診療関連死モデル事業に関しましては、私たちは3件を経験しましたけれども、平均16カ月かかっています。この間、本院での調査委員の方々、さらにモデル事業に関わられた先生方のご努力とご苦労は本当に大変なものだったと思っています。それぐらい調査にはマンパワーを要します。私たちの病院ですと、例えば1年間にどれぐらいの事故調査に耐えられるかといいますと、1年間に1件程度、もっと正確に言いますと、毎年コンスタントに1件ありますと私たち病院の通常の医療安全の機能が停止いたしますし、協力してくれる診療の現場の方々の業務もパンクしますので、2年に1件、いわゆる1年間に0・5件ぐらいがキャパシティの範囲という印象を持っております。

大磯義一郎構成員

大阪大学という非常に有名な、日本で5本の指に入るような病院であってもそのレベルまでしか現場では回せないということでよろしいのですね。

中島和江参考人
当該患者さんの治療、ご家族への説明、関係した人たちへの心のケア、事故調査への協力、そういったことも含めて本当に苦労しながら、関係者一同、最大限の時間を捻出してやっております。

田邉昇構成員
やはり再発防止ということを書きますと、先ほど中島参考人からご説明いただきましたように、まだまだ複雑系への理解が不十分な中で犯人捜しといった形で書かれることが多い。それがひいてはいろいろな問題、紛争につながる可能性があると考えるからであります。

もう一つ、これは非常に大事なことなのですけれども、先ほど中島参考人がご説明くださいました資料の10ページなのですけれども、すでに医薬品・医療機器等安全性情報報告制度とか、消費者庁とか、直接アクションを起こせる立場のところへの報告システムというのがはっきりあるわけです。こういったところにまず、報告するのが大事でありまして、さらに、受けたところは必要なことはすぐさま行動に移す。

今回の事故センターの立て付けは今、議論しておるところでございますが、民間の機関であって、国の委託事業といったことでもないわけですね。それがどういう形で全医療機関に適切な形で情報伝達されるかどうかというのは全く分からない話なのでございます。そういったことよりも既存にはっきりとしたこういう制度があるわけですから、これを利用して、行政庁のほうから比較的はっきりした、例えば製薬業界であるとか医療機器業界に指導権限もあるわけですから、そういった形で伝わるように報告するほうがより医療安全につながるのではないかと思いますし、知らない医療機関も多いと思うので、通知その他にお書きになるのであれば、こういったところへ報告していただくのが適切ですよという案内をはっきり明確に書いていただくほうが、より医療安全に資するのではないかと思います。

大磯義一郎構成員

これは小田原構成員の資料の8ページの一番下、④に書かれておりますように、報告書に個別の再発防止策、原因究明、医学的評価というものを記載すると、事故調査報告書を患者側が損害賠償の請求書に添付して請求する例もあるということで、原因分析であったり、再発防止を検討することはやぶさかではないものの、報告事項に関してそのようなものを記載し、書面を交付することは、実際に実例があることから鑑みても紛争化を招くことであり、不適切ではないかと考えます。

有賀徹構成員

この間、いろんな先生方が発言されたことをこの資料にフイードバックする形で発言したいと思います。

宮澤先生が6ページの報告書をもって云々とおっしゃいましたけれども、私たちの病院の状況からみますと、阪大のほうはどちらかというとストイックに報告書をきちんと作るということで相当程度に大変な作業をこなしてきたと思いますが、私たちはいわゆる報告書という形で作る場合もありましたが、そうでない場合もあります。議論のプロセスで患者さんのご家族に説明していくということが、つまり調査の途中で行うこともありますし、調査の結果でまた説明していくこともあります。これは医療の一環であると考えていますので、医療の一環という意味においては例えばカルテに忠実に説明したことや何やらみんな書いておくということも含めて、患者ないしご遺族と医療者との信頼関係をそのまま続けるという観点でやってきているわけです。

ですから、ここで遺族への説明については口頭または書面の適切な方法を管理者が判断するという、これは残しておいていただかないと、現場が大変に逆に混乱します。ルールを作ればそれですっきりするではないかとおっしゃるのは、全くそうではなくて、相当程度のものを残しておいていただかないと困ります。私は医療安全管理者まで入れると10年以上のキャリアがございますけれども、そのようにしてやってきましたので、ぜひこの部分はこのまま残していただきたいというのが希望であります。

おわりに

この第4回施行に係る検討会で、「医療事故の定義」「当該死亡又は死産を予期しなかったもの」が確定したことは、筆者としては、最大の成果であった。議事録からも分かるように、この2点については、第4回施行に係る検討会で省令部分が確定した。第4回施行に係る検討会までの議論が、最重要部分であるので議事録概要も記載した。施行に係る検討会は結局、第6回（最終回）でとりまとめに至らなかった。第6回施行に係る検討会終了後も取りまとめに向けての努力が続いた。

(Ⅵ) 第5回医療事故調査制度の施行に係る検討会から、とりまとめに至る紆余曲折

(1) 医療事故調査制度の施行に係る検討会最終回の攻防、とりまとめに至らず

「『激論、4時間強』、〝事故調〟結論出ず」、これは、2015年2月25日開催の第6回医療事故調査制度の施行に係る検討会についての、2月26日配信のm3.comのタイトルである。この記事が状況を的確に表現しているので、若干引用しながら論述したいと思う。「第6回会議は、異例といえる4時間強にわたる議論でも、とりまとめには至らなかった。最も意見が分かれているのは、医療機関が行った院内調査の報告書の取り扱い。遺族への交付義務化、あるいは遺族の希望に応じて交付する旨を記載するかどうかだ。」「山本座長は、そのほか、いまだ意見が分かれている点として、数点を挙げている。」

また、m3.com記事は、「今後の議事の進め方について、『座長一任』という案も出て、支

持する意見も出たが、日本医療法人協会常務理事の小田原良治氏は、『本制度は、医療安全のための仕組みだが、医療安全とは関係のない話が混在している。ＷＨＯドラフトガイドラインや厚労省の医療事故調査制度に関するＱ＆Ａに則って取りまとめるのであれば、一任する』と求めた。山本座長は、小田原氏の問いかけに対し、『その認識だ。ただし、何が医療安全の目的かについて、またそこに至る道程などに、意見の食い違いがあった。検討会で出た意見全体を踏まえて取りまとめを行う』と回答。小田原氏は、検討会で出た意見の中に、医療安全以外の議論が紛れていることを問題視しているにもかかわらず、この点を理解しない答えであったことから、座長一任は流れた。」と述べている。実際、座長回答が不適切として、筆者は、「白紙委任」を拒否。「引き続き、朝までも議論を続けよう」と提案。大半が議論の継続を拒否したため、第６回（最終回）の施行に係る検討会は、結論出ずという異例の事態に立ち至るのである。

第５回施行に係る検討会までにまとまりかけた議論が一転空転したのは、検討会外部からの介入に大きな原因があった。院内調査報告書の取り扱いについて、厚労省が第５回施行に係る検討会で確定し、黒文字にしたもの（図４－17左）を、第６回施行に係る検討会で未確定文書として赤文字（図４－17右）にして、検討会に提出するという信義に欠ける行為を行ったことが不信の根幹であろう（＊）。

1. 第5回医療事故調査制度の施行に係る検討会概要

第4回施行に係る検討会までに、医療事故の定義をはじめ、筆者らの主張の根幹が、ほぼ、認められた。第4回施行に係る検討会後、筆者は、一気にとりまとめに向けて舵を切った。施行に係る検討会開催日前に厚労省と詳細に事前打ち合わせを繰り返し、すり合わせを行った。同時に、日本医療法人協会医療安全調査部会を開催、厚労省との打ち合わせ事項の了解を取るとともに、対応についての一任を取りつけて会議に臨んだのである。譲れるところは譲れるだけ厚労省に譲った。一方、重要ポイントはぎりぎりまで厚労省と詰めを行い、一致点の見られない部分については、解釈に委ねる文面にまとめていった。第5回、第6回の施行に係る検討会は、会議の場では、厚労省案に筆者が賛成するという展開で進むことになる。ただし、

第5回施行に係る検討会厚労省配布資料	第6回施行に係る検討会厚労省配布資料
通　知（イメージ）	通　知（イメージ）
遺族への説明方法について	遺族への説明方法について
○　遺族への説明については、口頭（説明内容をカルテに記載）又は書面（報告書又は説明用の資料）の適切な方法を管理者が判断する。	○　遺族への説明については、口頭（説明内容をカルテに記載）又は書面（報告書又は説明用の資料）若しくはその双方の適切な方法により行う。
○　調査の目的を遺族に対して分かりやすく説明する。	○　調査の目的・結果について、遺族が納得する形で説明するよう努めなければならない。

図4-17　第5回施行に係る検討会で確定した文言（黒字）が第6回施行に係る検討会直前に突如未確定（赤字）に変更され、「納得」の文字を入れることとなった。赤字部分は下線で表示した。

厚労省が筆者に協力を求めたにもかかわらず、とりまとめに熱意を感じない部分については、厳しく指摘した。

２０１５年（平成27年）２月５日は、夜、かなりの雪が予想されていた。山本和彦座長から、なるべく延長にならないようにしたいとの挨拶があった後、議事に入った。

「医療機関が行う医療事故調査の方法等について」厚労省案提示。医療法第６条の11に、医療事故調査の方法について、「その原因を明らかにするために必要な調査」とあることから、省令で、「医療事故の原因を明らかにするために、情報の収集及び整理を行うことにより行うものとする」、情報収集として、「診療録その他の診療に関する記録」とすること等の提案があった。

筆者は、「概ねこれでいい」と賛成した。再発防止策で異論が出たが、山本和彦座長が、院内調査の再発防止策は任意的記載事項で意見が一致していたと適切に総括したことにより決着した。

「医療機関が行った医療事故調査の結果のセンターへの報告事項について」も意見が対立、田邉昇構成員の提案の、ＰＭＤＡその他のセンター以外の法令に基づく報告先の具体的連絡先及び根拠法令を通知の中に挙げるべきであるとの主張が採り上げられることとなった。

遺族への説明事項について、山本和彦座長が、基本的には、遺族に対してはセンターに対する報告事項を事前に説明。説明方法については医療機関の管理者が判断。ただ、遺族が理解できるように分かりやすく説明ということで異論はないと思うと発言した。前回までに黒字（確定部分）になっていた部分（＊）であり、これで確定の流れであったが、「遺族の希望を鑑み管理者が判断する」と変更してほしい旨発言があった。これに賛同し、「遺族の希望によるべし」とする意見が出た一方、反対意見もあり、筆者は、「いろいろなことを踏まえて管理者が判断するとなっているので、事務局案でいいのではないか」と厚労省案への賛成意見を述べた。議論百出したが、山本和彦座長が、法律の確認として、「説明しなければならないことは法律で定まっているが、説明の方法については法律に特段の規定はないので、それにもかかわらず説明の方法を、必ず書面でなければいけないとか、必ず口頭でなければいけないとすることは、法律の解釈として難しいのではないか」と厚労省に見解を求めた。とりまとめに向けて、座長が総括を行った。山本和彦座長は、遺族への説明は、趣旨としては、口頭「又は及び」文書という、「and or」という趣旨だと適切な解釈を述べたがこの問題は最後まで尾を引くこととなる。筆者は、「この問題は前から何回も議論に出たところであり、原案通りが一番いい」「原案をいじれば一致はしない」と再度、厚労省案に賛成の意向を表明した。この議論部分は、第6回（最終回）施行に係る検討会で大混乱の原因となる。

議題は、次のセンター調査に移り、医療安全推進室長から、厚労省案の説明がなされた。この議論の争点は、一言でいうと、旧第3次試案・大綱案からパラダイムシフトできない、あるいは旧第3次試案・大綱案に戻したい人々と、パラダイムシフトした考えの持ち主であり、現場主導を主張する人々との対決である。ここでも、日本医療法人協会案賛成派と反対派に完全に分かれた議論が展開される。当然、一致点は見出し得なかったのであるが、重要な意見を2、3紹介しておく。

田邉昇構成員が、「センターが調査した場合、それが正しくて、医療機関のほうが正しくないというのではない。センター調査は、現場の医療機関そのものが分からない人が書面とか二次資料で見るわけだから、当然誤りがむしろ大きくなる可能性がある」と適切な意見を述べた。

センター調査の依頼については、医療安全推進室長が法律の解釈を「医療事故が発生した医療機関の管理者又は遺族は、医療機関の管理者が医療事故としてセンターに報告した事案については、センターに対して調査の依頼ができる」と説明。山本和彦座長が、「もう法律で全て書かれていることで、法律のまま。これ以外の選択肢はないということだ」と結論づけた。

医療法第6条の17のセンター調査に関しての議論に、厚労省が回答した部分を次に記しておきたい。

大坪寛子医療安全推進室長

「医療機関が事故だと判断したものについてセンターにまず報告をして、その上で院内調査をして、その結果をセンターに報告、遺族に説明、それが最初の管理者に課せられた義務である。そこで、センターが受け取った報告書については、整理分析、個別案件としてではなく、全体としてまとめて整理分析をして結果を院内に返すということが書かれている（医療法第6条の16）。それとは別に、個別の案件に関してセンターに報告を出すわけなので、別途、遺族なり医療機関なりから依頼があった場合にはセンターは調査をすることになる。議論になっている第6条の17第5項、ここで言っている報告は、遺族なり医療機関なりから改めて依頼があってセンターが行った調査の報告なので、法律の仕立て上、遺族なり医療機関なりが院内調査が終わる前後、別途のセンター調査の依頼をしなければ、この報告はないということになる。」

再発防止策の記載についても、書くべきという意見と書くべきでないという意見が対立した。この点についての和田仁孝座長代理の発言を記しておく。「現実論としては、再発防止策というのは、その全てが本当に医療安全に有効につながっているのかと疑問も持っている。むしろ、病院のレベルによっては、高度な再発防止策をやれと言われても、その現場の状況ではできない。それをやろうとすることが逆に不足している人員に過剰な負担を負わせて、リスクを誘発するということもあり得るのではないか。」

筆者も「医療安全のために事例を集めようとするのであれば、個別例の再発防止策は書いてはならない。再発防止策は、集積したものを分析して、その結果を医療機関に返すということでないと制度自体が成り立たない」と述べた。

報告書の開示につき、山本和彦座長が、「法的義務のない開示請求に応じないこととする」とまとめたが、それまで、「医療安全のために再発防止策を書くべきであり、遺族に文書で渡すことにより遺族は納得する」と話し続けてきた永井裕之構成員から驚くべき発言があったので、この部分の発言の議事録を以下に抜粋しておきたい。

永井裕之構成員

例えば、証拠保全を訴えたら（調査報告書は）取れるということはあるわけですね。

大坪寛子医療安全推進室長

ここに書いております法的義務ということは、裁判所が命じているものですとか、そういった法的な責任が発生しているものについては除いて、法的義務のない開示請求というように書かせていただいております。

永井裕之構成員

要するに、出してもらえなかったら、あるはずだからといって法的な証拠保全を裁判所に訴えたら、それを拒否するわけにはいきませんね。

山本和彦座長

だから、証拠保全によって文書提出命令か、あるいは検証物提示命令か分かりませんけれども、強制力のある法的義務が課された場合には開示の義務がある、開示しなければならないということは当然の前提として、そうではない、従来は任意のという言葉を使われていましたが、法的義務のない開示請求については応じないということを明確にしている、そういう趣旨であろうかと思います。

この永井裕之構成員の質問は、まさに、紛争を有利に解決するために報告書を利用しようとする人々が存在することを示したものであり、報告書の記載・取り扱いには慎重を期すべきである。法律施行後に発生している、調査報告書をめぐるトラブルとこの永井裕之構成員の発言を重ね合わせて考えると、「医療安全のために再発防止策を書くべき」と主張した人々の中に、実は紛争に利用したいと考えていた人々がいたことを示すものである。報告書の記載には細心の注意が必要であろう。

2．第6回医療事故調査制度の施行に係る検討会の論点（院内調査を除く）

院内事故調査報告書の遺族への交付をめぐる議論以外の論点の概要を記しておきたい。院内事故調査報告書の交付問題で、確定文であったはずの黒字部分が未確定の赤字文となった（＊）ことをきっかけに、他の部分の黒字部分（確定文）についても次々に異論が出され、全ての部分が流動化した。

［1］医療事故の定義について

「管理者が、死亡又は死産を予期しなかったもの」は、省令で3要件が前回までに確定していた（図4－18）。1号要件が「患者等への説明」、2号要件が「カルテ等への記載」、3号要件が「管理者が予期していたと認めたもの」である。この3号要件に縛りをかけるべきだとの意見が出た。医療安全推進室長が緊急時等を想定していると回答、通知等に例示するがごとき発言を行ったため筆者は反発、結局、「例示は限定列挙ではなく単なる例示である」との医療安全推進室長の確認を取った。

「医療に起因する（疑いを含む）」死亡又は死産の考え方（図4－19）について、筆者が、事前に厚労省と詳細に詰めを行った部分（医療起因性要件の判断上重要な部分）について、田邉昇構成員から質問があった。これに対して、医療安全推進室長が、「下記の『医療』に起因し、又は起因すると疑われる死亡又は死産ということ」で、ここに示しているのは、診察とか検査とか治療は、あくまで「医療の範囲」を示しているものである、と回答。さらに、「起因性については何も示していない」と述べ、「ここは医療を示しているのだと書き直す」と回答、座長も明確に「医療の範囲」を示しているものと書き直すように指示した。単なる「診察」を医療起因性ありとする誤った意見がまことしやかにまかり通っている

省令（イメージ）	通　知（イメージ）
当該死亡又は死産を予期しなかったもの	
○　当該死亡又は死産が予期されていなかったものとして、以下の事項のいずれにも該当しないと管理者が認めたもの 1　管理者が、当該医療の提供前に、医療従事者等により、当該患者等に対して、当該死亡又は死産が予期されていることを説明していたと認めたもの 2　管理者が、当該医療の提供前に、医療従事者等により、当該死亡又は死産が予期されていることを診療録その他の文書等に記録していたと認めたもの 3　管理者が、当該医療の提供に係る医療従事者等からの事情の聴取及び、医療の安全管理のための委員会（当該委員会を開催している場合に限る。）からの意見の聴取を行った上で、当該医療の提供前に、当該医療の提供に係る医療従事者等により、当該死亡又は死産が予期されていると認めたもの	○　左記の解釈を示す。 ●　省令第1号及び第2号に該当するものは、一般的な死亡の可能性についての説明や記録ではなく、当該患者個人の臨床経過等を踏まえて、当該死亡又は死産が起こりうることについての説明及び記録であることに留意すること。 ●　患者等に対し当該死亡又は死産が予期されていることを説明する際は、医療法第一条の四第二項の規定に基づき、適切な説明を行い、医療を受ける者の理解を得るよう努めること。 参考）医療法第1条の4第2項 医師、歯科医師、薬剤師、看護師その他の医療の担い手は、医療を提供するに当たり、適切な説明を行い、医療を受ける者の理解を得るよう努めなければならない。

図4-18　「管理者が、死亡又は死産を予期しなかったもの」省令3要件と通知案

のは、経緯を理解していないセンターの誤った指導によるものである。診察・検査・治療はあくまでも医療法上の「医療の範囲」を示しているだけのものであり、「医療に起因した死亡」に誤診等の単なる診察に関わるものは該当しないのである。

[2] センター調査について

医療安全推進室長が、センター調査の依頼及び調査の内容、医療機関の協力について、法

「医療に起因する（疑いを含む）」死亡又は死産の考え方　別紙

「当該病院等に勤務する医療従事者が提供した医療に起因し、又は起因すると疑われる死亡又は死産であって、当該管理者が当該死亡又は死産を予期しなかったもの」を、医療事故として管理者が報告する。

「医療」（下記に示したもの）に起因し、又は起因すると疑われる死亡又は死産（①）	①に含まれない死亡又は死産（②）
○　診察 　－　徴候、症状に関連するもの ○　検査等（経過観察を含む） 　－　検体検査に関連するもの 　－　生体検査に関連するもの 　－　診断穿刺・検体採取に関連するもの 　－　画像検査に関連するもの ○　治療（経過観察を含む） 　－　投薬・注射（輸血含む）に関連するもの 　－　リハビリテーションに関連するもの 　－　処置に関連するもの 　－　手術（分娩含む）に関連するもの 　－　麻酔に関連するもの 　－　放射線治療に関連するもの 　－　医療機器の使用に関連するもの ○　その他 　以下のような事案については、管理者が医療に起因し、又は起因すると疑われるものと判断した場合 　－　療養に関連するもの 　－　転倒・転落に関連するもの 　－　誤嚥に関連するもの 　－　患者の隔離・身体的拘束／身体抑制に関連するもの	左記以外のもの 〈具体例〉 ○　施設管理に関連するもの 　－火災等に関連するもの 　－地震や落雷等、天災によるもの 　－その他 ○　併発症 （提供した医療に関連のない、偶発的に生じた疾患） ○　原病の進行 ○　自殺（本人の意図によるもの） ○　その他 　－院内で発生した殺人・傷害致死、等

※1　医療の項目には全ての医療従事者が提供する医療が含まれる。
※2　①、②への該当性は、疾患や医療機関における医療提供体制の特性・専門性によって異なる。

図4-19　施行に係る検討会提示「医療に起因する死亡」別紙（筆者意見により修正したもの）

律の条文どおり、「医療機関の管理者又は遺族は、医療機関の管理者が医療事故としてセンターに報告した事案については、センターに対して調査の依頼ができる」、すなわち、センターに発生報告のあった事例のみがセンター調査の対象であることを明言している。また、「(センター調査は、) 院内調査が終了していれば、院内調査の検証が中心。院内調査が終了する前にセンター調査の依頼があった場合、基本的には院内調査の進捗状況等を確認するなど、医療機関と連携。院内調査が終わっていない場合でも早期にその調査の結果が得られることが見込まれる場合には、院内調査の結果を待って、その検証を行う」と院内調査中心であることも明言した。「院内調査と同様に、センター調査の結果に、院内調査報告書等の内部資料はオートマティックには含まない。センターから管理者、遺族への報告書は、原因を明らかにするための調査の結果で、調査の結果、必ずしも原因が明らかになるとは限らない。原因分析は客観的な事実から構造的な原因を分析するものであり、個人の責任追及を行うものではない」と説明し、再発防止については、意見が分かれているが、再発防止策を書くとすれば、「個人の責任追及にならないように注意すること。それぞれの医療機関において、実際に講ずることができる再発防止策かどうかとの観点から、医療機関の状況・規模とか管理者の意見を踏まえた上で記載する」と適切な説明もあった。内部資料がどこまでかということに関して、山本和彦座長が、「センターが検証する際に、院内調査報告書は前提になっているので、センターが最終的に自分で書く報告書の中で、院内事故調査報告書に書かれていたことを、どのように自分の報告書の中で取り上げるかということは、それはセンターの判断として問題があるが、その院内調査報告書自体を調査結果としてセンターの報告書の添付文書にするとか、そういうことは想定されていない」とまとめた。

大磯義一郎構成員から、「紛争化した場合は、紛争処理を優先して、医療安全のための本調査は一旦中止すべきである」という当然の意見が述べられた。これに対し、医療安全推進室長は、「紛争状態にある場合に、調査を一旦止めるとか、そういうことは医療法においては規定がない。別途の法律に基づいて、それぞれの趣旨に基づいて、いろいろな調査・捜査等があり、それぞれの目的においてなされるものなので、医療法の規定に関して、そのようなことを触るのは難しい」と回答した。医療事故調査制度は、「医療の内」の制度である。医療安全の制度であるので、紛争化した場合に医療事故調査を中断することは、法律の趣旨にのっとり、医療法の内でできる話であろう。実際、厚労省の保険指導等の運用に当たっても、「中断」という手法は用いられているのである。この問題についてはさらに紛糾を極めたので、とりあえず、筆者は、「医療安全の制度を紛争解決に使ってはならないという原則をきちんと守るべきだ。ただ、法的に、ここで規定するのは無理であろうから、今後スタートするセンターが、自分たちの役割として、ルールできちんと紛争化しているものに調査はやらない。紛争の結果が出るまで待つということを、センターの役割として考えるべき課題だ。今回のものはこれで合意しよう」と提案した。

「法的義務のない開示請求に応じない」の一文もいろいろな角度から問題となった。この一文自体が妥協の産物であるので、法律家から種々意見が出るのは当然と思われたが、もともと承知の上でファジーに妥協した部分である。この一文の趣旨は前段と同じように、「医療安全の制度を紛争のツールに使うな」ということである。法的な有効性の範囲は別として、文面として残ったことは制度の趣旨を明確にする意味でも有意義であり、一方、それぞれの現場には、いろいろなことを想定して対処するようにとの警鐘でもある。

「紛争時の事故調査の中断」は、制度の趣旨にのっとり、必要である。当時、国会審議の過程で、衆議院厚労委員会の場で、橋本岳議員の質問に対し、当時の原徳壽厚労省医政局長が、「紛争の場合も対象外とすることはない」と答弁している。施行に係る検討会においても、大坪寛子医療安全推進室長が「中止」を否定した。運用段階に至っても、センターの木村壯介常務理事が、「紛争に関係なく、粛々と実施する」と語っている。医療安全のための調査を紛争中に不用意に行うことは危険極まりない。現実に問題となっている事例が発生しているのである。議論の経緯を考えれば、「紛争時の調査の中断」を明言すべきであろう。この問題は、原徳壽医政局長、大坪寛子医療安全推進室長、木村壯介センター常務理事発言として続いてきている。彼らの責任は否定できないが、医療現場としても、紛争化した時点で、院内調査は中断、断固とした態度で、中断した旨をセンターに連絡すべきである。

［3］医療機関が行う医療事故調査について

医療機関が行う医療事故調査（院内調査）のセンターへの報告事項につき、医療安全推進室長より次のような説明があった。まず、「本制度の目的は、医療安全であり、個人の責任を追及するためのものではないということを報告書冒頭に記載」と追記する。「報告書の目的は、センターへの提出と遺族への説明であり、それ以外の用途に用いる可能性については、あらかじめ当該医療従事者へ教示することが適当である」とする。センターへの報告事項として、「原因を明らかにするための調査の結果」とし、「必ずしも原因が明らかになるとは限らないことに留意」とする。「院内調査において、再発防止策の検討を行った場合、管理者が講ずる再発防止策については記載する」。また、「当該医療従事者が報告書の内容につき意見がある場合等は、その旨を記載」とする。「すでにある制度についても報告窓口を提示する」等が提案された。

事務局提示案に筆者は、大筋で賛意を示したが、最大の論点は、その次の「医療事故調査の遺族への説明」部分となった。この部分は、第6回検討会で最大の山場であり、検討会以外からの介入もあり、最も紛糾した課題であるので、次項で議事録概要を提示したい。

3．第6回医療事故調査制度の施行に係る検討会直前のやりとり

2015年（平成27年）2月12日、筆者は井上清成弁護士と厚労省を訪問、当方がとり

まとめに協力しているにもかかわらず、厚労省にとりまとめへの熱意が感じられないと苦言を呈した。厚労省は、とりまとめたいと思っているとのことで、あらためて協力を求められたため、筆者は、とりまとめに向けて再度妥協可能な範囲を探った。2月19日、厚労省と事前打ち合わせを詳細に行い、とりまとめラインが明瞭となってきた。翌、2月20日には、日本医療法人協会医療安全調査部会を開催、最終とりまとめに向けて一任を取り付け、2月25日の最終回に臨むこととした。筆者は、万全を期して、検討会前日の2月24日、鹿児島空港発16時35分のANA便に乗ることにしていた。厚労省とは事前打ち合わせを行い、また、その後の電話により打ち合わせは終わっていた。ところが、鹿児島空港に向かう空港バスの中で厚労省からの着信があったのである。鹿児島空港に着くとすぐに、厚労省に電話をかけた。田上喜之補佐から受けた話は、驚愕するものであった。「遺族への説明方法について」の通知の文言を変えなければならないというのである。「遺族への説明方法について」は、すでに、第5回施行に係る検討会までに確定していた部分である（図4－17左）。第5回施行に係る検討会で追加された部分は、図4－20の赤字部分、すなわち、「口頭又は書面」の後に、「若しくはその双方」の一文が追加されたことと、「結果」「方法」が追加されたのみである。これが、数時間の間に図4－17右のごとく、大幅に変わったのである。正確に言うと、「管理者判断」を削除し、「遺族の納得」を入れなければならないということである。「1番目の〇に『遺族の納得』を入れるという話であったが、これでは、小田原先生が承知しないだろうから、2番目の〇に入れた。これで、了解してほしい」という内容である。今から搭乗するので、東京に着いたら厚労省に直行する。それまで待ってほしい旨伝えたが、「待てない、5時までに自分たちが返事を持っていかなければならない」という。筆者は、大臣からの指示であろうとピンと来た。とりあえず、「遺族が納得する形で説明する」となっていた部分を「遺族が納得する形で説明するよう努めなければならない。」と努力規定に修正を依頼した(図4-21)。飛行機搭乗直前の話であり、さらにいい方法がないか早急に検討して、顧問の井上清成弁護士から連絡すると伝えて、東京に向かった。羽田に着くと直ちに、井上清成弁護士と連絡を取ったが、努力規定も困難な状況らしいということである。1番目の○に「遺族が納得するように説明」と入らなかったことでよしとすることとした。大臣からの圧力しかあり得ないというのが、われわれ両名の一致した意見であった。筆者は、やむを得ず、目をつぶったが、翌日の施行に係る

遺族への説明方法について

○　遺族への説明については、口頭（説明内容をカルテに記載）又は書面（報告書又は説明用の資料）若しくはその双方の適切な方法を管理者が判断する。

○　調査の目的・結果を遺族に対して分かりやすい方法で説明する。

図4-20　第5回施行に係る検討会までに確定した部分（黒字）と第5回施行に係る検討会で追加された部分（下線）（第6回施行に係る検討会事前配布資料）

検討会の席上、田邉昇構成員の質問を契機に、会議全体が流動化したのである。

因みに、後日、大熊由紀子氏の「えにしメール」なるものが手に入った。以下、「えにしメール」の記述である。「塩崎厚生労働大臣が、担当者を呼んで……もっとも重要なポイント★院内調査の結果を遺族に説明する際の、書面の提供について『遺族が納得する適切な方法により行う』★調査報告書に再発防止策を盛り込むかどうかについて『院内調査で再発防止策の検討を行った場合は記載する』と、事務局が勇気をもって原案を変更し、日本医師会、日本病院会もこれを支持した」。この「えにし

介入後検討会 提出案 確定部分を修正	**遺族への説明方法について** ○　遺族への説明については、口頭（説明内容をカルテに記載）又は書面（報告書又は説明用の資料）若しくはその双方の適切な方法により行う。 ○　調査の目的・結果について、遺族が納得する形で説明するよう努めなければならない。
事前配付資料 第5回検討会で黒字部分は確定	**遺族への説明方法について** ○　遺族への説明については、口頭（説明内容をカルテに記載）又は書面（報告書又は説明用の資料）若しくはその双方の適切な方法を管理者が判断する。 ○　調査の目的・結果を遺族に対して分かりやすい方法で説明する。

図4-21　第6回施行に係る検討会提出資料（上）と事前配布資料（下）
赤字部分は下線で表示した。

メール」で全貌が明らかになると同時に、施行に係る検討会で、だれがどのような発言をしたかが、しっかりとつながったのである。

結果としては、厚労省からの連絡時点で譲歩し、努力規定で手を打ったことが正解であった。おそらく、筆者に提示した案は、厚労省が、筆者の合意が得られそうなぎりぎりの案文にしたものであろう。これを「努力規定」にできたことで十分だったのである。第6回施行に係る検討会の医療安全推進室長の態度を重ね合わせれば、施行に係る検討会の議論で、「えにしメール」にあった「遺族が納得する適切な方法により行う」の文章に近づけようとしていたのではないだろうか。これに誰が同調したか銘記すべきであろう。因みに、この「えにしメール」に面白い名簿が載っている。「医療事故調査制度の施行に係る検討会構成員の背景」（図4－22）というものである。「日程調整まですんでいたのに検討会構成員を外された実績と識見ある研究班員」と評価された人々がいる。語るに落ちたということであろう。この施行に係る検討会は急な招集で、筆者らは、日程調整に大変な苦労を強いられた。ここに記されているように、これらの人々は事前に日程調整まで済んでいたとするならば、まさに「出来レースの企て」であり、これこそ大問題であろう。「えにしメール」は逆の意味で貴重な情報を提供してくれた。

「診療行為に関連した死亡の調査の手法に関する研究班」研究班員		○			
政治的配慮で再構成された「医療事故調査制度の施行に係る検討会」構成員			△		
日程調整まですんでいたのに検討会構成員を外された実績と識見ある研究班員				☆	
橋本岳・石井みどり氏によって差し替えられて検討会に入った構成員				★	
事故の原因究明に否定的な日本医療法人協会「現場の医療を守る会」世話人					●
氏名	所属				
後　信	医療機能評価機構医療事故防止事業部長・産科医療補償制度運営部技監	○		☆	
木村　壮介	日本医療安全調査機構中央事務局長	○		☆	
樋口　範雄	日本医療安全調査機構常任理事	○		☆	
長尾　能雅	日本医療安全調査機構中央審査委員会常任委員	○		☆	
山口　徹	日本医療安全調査機構顧問	○		☆	
児玉　安司	医療側弁護士・新星総合法律事務所	○		☆	
鈴木　利廣	患者側弁護士・すずかけ法律事務所	○		☆	
今村　定臣	公益法人日本医師会常任理事	○	△		
葛西　圭子	公益法人日本助産師会専務理事	○	△		
河野龍太郎	自治医科大学メディカルシミュレーションセンター　センター長	○	△		
堺　常雄	一般社団法人日本病院会会長	○	△		
瀬古口精良	公益社団法人日本歯科医師会常務理事	○	△		
高宮　眞樹	公益社団法人日本精神科病院協会常務理事	○	△		
土屋　文人	公益社団法人日本薬剤師会相談役	○	△		
豊田　郁子	新葛飾病院医療安全対策室セーフティーマネージャー	○	△		
永井　裕之	患者の視点で医療安全を考える連絡協議会代表	○	△		
西澤　寛俊	公益社団法人全日本病院協会会長	○	△		
福井トシ子	公益社団法人日本看護協会常任理事	○	△		
松原　謙二	公益社団法人日本医師会副会長	○	△		
宮澤　潤	宮澤潤法律事務所弁護士	○	△		
有賀　徹	全国医学部長病院長会議「大学病院の医療事故対策委員会」委員長	○	△		●
加藤　良夫	南山大学大学院法務研究科教授・弁護士		△		
山本　和彦	一ツ橋大学大学院法学研究科教授		△		
山本　隆司	東京大学大学院法学政治学研究科教授		△		
米村　滋人	東京大学大学院法学政治学研究科准教授		△		
鈴木　雄介	鈴木・村岡法律事務所弁護士・医師		△	★	
柳原　三佳	ノンフィクション作家		△	★	
和田　仁孝	早稲田大学法科大学院教授		△	★	●
大磯義一郎	浜松医科大学医学部教授・医師		△	★	●
小田原良治	一般社団法人日本医療法人協会常務理事		△	★	●
田邉　昇	中村・平井・田邉法律事務所弁護士・医師		△	★	●
橋本　岳	厚労省政務官				●
石井みどり	自民党　副幹事長				●

http://www.yuki-enishi.com/accident/accident-34-2.pdf#s

図4-22　医療事故調査制度の施行に係る検討会　構成員の背景

4. この項のおわりに

第6回施行に係る検討会は、結局、結論に至らなかったのであるが、まさに、異例の、大荒れの検討会であった。座長も嫌気がさしていたのではないかと思われるような議事進行であった。おそらく、座長へも、いろいろなアプローチがあったのであろう。いかにデリケートな過程を経て、制度が出来上がったかを知るべきである。第6回施行に係る検討会で最大の争点となった院内調査さらに、院内調査報告書の取り扱いに関する部分の議事概要、決裂の経緯については、次項（2）に記述する。

＊検討会事務局（厚労省）申し合わせとして、検討課題部分は赤字、それまでに確定した部分は黒字とすることになっていた。第5回施行に係る検討会時点で、すでに、確定部分として黒字となっており、構成員への事前配布資料でも黒字であった部分が、第6回施行に係る検討会資料で突然赤字となり、検討課題とされた。検討課題となったばかりではなく、それまで検討さえされなかった「納得」という単語まで入ってきたのである。

（2）医療事故調査制度の施行に係る検討会決裂からとりまとめへ

第6回施行に係る検討会は大荒れの検討会となり、とりまとめができないまま終了するという異例の展開となった。この混乱のきっかけとなったのが、「院内調査報告書の遺族への開示」問題である。本項では、この部分の施行に係る検討会議事概要を紹介するとともに、その後の厚労省・筆者間の、とりまとめに向けての調整について記しておきたい。

1．第6回医療事故調査制度の施行に係る検討会議事概要（院内調査について）

院内事故調査について、医療安全推進室長から事務局案の説明が行われた。筆者は、今回が最終回であり、事前打ち合わせを行っていることでもあり、不満なところはありながらも概ね可として、賛意を表明した。しかし、「医療機関が行った医療事故調査の遺族への説明事項等について」の項目で問題が噴出した。事前打ち合わせで筆者も憤慨した部分であるが、とりまとめを優先するために目をつぶって厚労省に譲歩した部分である。山本和彦座長が、今回の提案では、「遺族への説明については、適切な方法により行う」ということを前提として、2番目の○で、「遺族が納得する形で説明するよう努めなければならない」という原案になっているとして意見を求めた。田邉昇構成員が、「事前に郵送で配布された資料と、今日のものと文言がかなり変わっているのに事務局から説明がなかったのはどういうことか（図4－23）」「『適切な方法を管理者が判断する』というところはもともと黒字になっており、意見も特に分かれていなかったものが赤字に変更されているところは奇異である。『調査の目的・結果について、遺族が納得する形で説明するよう努める』というところの『納得』というのはレベルがかなり高い。『理解を得るように努める』という記載にしてほしい」との発言があった。すべてもっともな意見であり、筆者も全面賛成ではあるが、直前の圧力について、ある程度承知している関係上、事務局がどのように対応するのか見守った。医療安全推進室長は、かなり苦しい説明ながら、次のごとく回答した。「事前に未定稿として配布した資料は、第5回の検討会で原案どおりとの意見があったことから、原案をいじらないようにして提示したが、再度見直して、管理者が判断するのだという書き方をすることが、信頼関係を構築する上でいいかどうか考えた。条文には、管理者は遺族に対し

	通　知（イメージ）
第6回検討会 提出資料 前回までに確定した部分が修正されている。	遺族への説明方法について ○　遺族への説明については、口頭（説明内容をカルテに記載）又は書面（報告書又は説明用の資料）若しくはその双方の適切な方法により行う。 ○　調査の目的・結果について、遺族が納得する形で説明するよう努めなければならない。
第6回検討会 事前配布資料 第5回検討会で黒字部分は確定している	遺族への説明方法について ○　遺族への説明については、口頭（説明内容をカルテに記載）又は書面（報告書又は説明用の資料）若しくはその双方の適切な方法を管理者が判断する。 ○　調査の目的・結果を遺族に対して分かりやすい方法で説明する。

図4-23　第6回検討会提出資料（上）と事前配布資料（下）
赤字部分は下線で表示した。

て説明しなければならないとしか書いてない。方法については委任されているので、遺族への説明について、適切な方法により説明を行うということでいいのではないかと考えている。また、2つ目の『遺族が納得する形で説明するよう』というところは、『納得するように説明する』ではなく、あくまで『納得する形』であり、これは上の『適切な方法』にかかっているわけで、『方法にかかる意味で納得する方法』でと提案している」。これに対し、田邉昇構成員から、「『納得する形』の説明になっていない。なぜ直前に変更されて、別の事務局案が出てきたのか。このような検討会の運用自体がいかがなものか」と発言があった。山本和彦座長からは、従前示していた事実上の案が直前に修正されたことに対して、座長としてお詫びするとの発言があり、中身についての議論を求めた。

山本和彦座長が、「原案の趣旨、『遺族が納得する』という部分は、調査の結果等についてまで納得するように説明するというよりは、その形式、口頭で説明するのか、書面を渡すのかというところが納得するという趣旨ではないか」と整理を行った。筆者は、賛意を示した。山本和彦座長から、「2番目の〇、『遺族が納得する形で』というのが、『遺族が納得するような適切な方法によって行う』という趣旨かと思うが、そういうことであれば了解できるということか」との質問があり、筆者は、「方法論についての納得だという話なので、諸手を挙げて賛成ではないが、ここらで手打ちとしたい」と回答した。その後も、議論百出、収拾不能の様相を呈したため、筆者が、「原案は、『調査の目的・結果を遺族に対して分かりやすい方法で説明する』で異論もなく黒字で決まっていたものだ。もともと決まっていた原案に戻すのがいいのではないか」と第5回検討会に出された事務局原案（図4－24）に復帰させるよう求めた。圧力により、「決定事項」をひっくり返して、「納得」の文字を入れようと画策している厚労省が、意見を集約しようとせず、とめどなく議論を拡大させていることに厚労省担当者への不信を感じ、もともと賛成意見でまとまっていた第5回事務局原案に戻そうと提案した。この案は、圧力がかかる前の確定文である。

山本和彦座長が、事務局の趣旨としては、まず全体として、遺族への説明に当たっては、遺族が十分に理解できるように、分かりやすい説明に努めなければならない。その説明

論点

③　医療機関が行った医療事故調査の遺族への説明事項等について

<table>
<tr><th>法律</th><th>省令（イメージ）</th><th>通知（イメージ）</th></tr>
<tr><td>第6条の11
5　病院等の管理者は、前項の規定による報告をするに当たつては、あらかじめ、遺族に対し、厚生労働省令で定める事項を説明しなければならない。ただし、遺族がないとき、又は遺族の所在が不明であるときは、この限りでない。</td><td></td><td>遺族への説明方法について
○　遺族への説明については、口頭（説明内容をカルテに記載）又は書面（報告書又は説明用の資料）の適切な方法を管理者が判断する。
○　調査の目的を遺族に対して分かりやすく説明する。</td></tr>
<tr><td></td><td colspan="2">遺族への説明事項について</td></tr>
<tr><td></td><td>○　「センターへの報告事項」の内容を説明することとする。
○現場医療者など関係者について匿名化する。</td><td>○　左記の内容を示す。
○　現場医療者など関係者について匿名化する。</td></tr>
</table>

図4-24　院内調査の遺族への説明（第5回検討会厚労省提出資料）全て黒字（確定文書）である。

の方法については、この上の〇にかかるわけであるが、遺族への説明については、遺族が納得するような適切な方法、それが口頭又は書面若しくはその双方という、そのような理解で全体のコンセンサスが得られるかどうか確認を行った。筆者は、苦心作なので事務局案でまとめようと再度提案した。それでもとめどなく議論が続く。医療安全推進室長は当事者能力を失ったか、または、とりまとめをサボタージュしているのかと思わせる態度であった。この議論は途中中断したが、最後に再び、この問題に戻ってきた。修正案が出され、筆者は譲歩し賛成したが、反対意見があるのでとりまとめはできないと座長は言う。「予備日も取らずにおいて、この期に及んでとりまとめはできないとは失態ではないか。朝までやってとりまとめよう」と筆者は言う。そのような中で、座長一任の意見が出てきた。これ以降は、「(1) 医療事故調査制度の施行に係る検討会最終回の攻防、とりまとめに至らず」の冒頭に記したm3の記事のとおりである。医療安全を理解しない発言を基にしての白紙委任を筆者が拒否したため、座長一任は流れた。施行に係る検討会はとりまとめに至らなかったのである。山本和彦座長が「精神的・肉体的に一番大変なのは私です」と泣き言を言うような壮絶な最終回だったのである。結局、追加日程を先に決めて、その間、座長と事務局がとりまとめに努力し、まとまればそれで、とりまとめる。まとまらなければ再度会議を開くということで、検討会会場の使用時間制限のため、日程調整だけは座長に一任ということで、最終回の施行に係る検討会は時間切れで幕を閉じることとなった。

2. 第6回医療事故調査制度の施行に係る検討会決裂その後

厚労省から、とりまとめにつき協力を求められたので、筆者は極力、とりまとめに協力した。ところが、直前に「黒字」が「赤字」に化け、第6回施行に係る検討会は、医療安全推進室長にも座長にも、とりまとめの意思が感じられなかった。検討会終了後、筆者は、へそを曲げた。「納得できない案は拒否し、合意しない」と腹をくくった。この検討会が崩壊すれば、厚労省担当者の責任問題は避けられない。それまで、責任問題にならぬよう配慮していたが、配慮をやめた。「責任を取ってもらおうじゃないか」と居直ったのである。問題は、責任が担当者のみでなく、どこまで波及するかであった。

同年3月7日、井上泰徳補佐から連絡があり、打ち合わせのため上京した。筆者、井上清成弁護士、井上泰徳室長補佐の3人で待ち合わせることとなっていたが、3月7日は土曜日にもかかわらず、当日、現れたのは、土生栄二総務課長、大坪寛子医療安全推進室長、田上喜之補佐、井上泰徳補佐と勢揃いであった。とりまとめに向けての意見交換を行ったが、筆者は大坪寛子医療安全推進室長に、「明日また変わるような文書にサインはできない。日医以下他団体の合意を取り付けてから出直してくれ」と述べ、合意を拒否して、決裂ということになった。このとき、厚労省医政局総務課長は、東京女子医大プロポフォール事件、群馬大学腹腔鏡事件等多くの問題を抱えており、総務課長の顔を見ていると合意したい気持ちでいっぱいであったが、医療安全推進室長のそれまでの手法を見れば、安易に合意はできない。3月7日は決裂ということになったのである。

実は、筆者はここらが落としどころだなと考えていた。このため週明けに、あらためて、井上清成弁護士に電話を入れ、ポイントだけは確認して、ここらで手を打とうということにした。直ちに、日野頌三日本医療法人協会会長に電話、ここで手を打ちたいと説明。ことのなりゆき上、日野頌三会長から総務課長に連絡を頼んだ。3月17日、総務課長、井上清成弁護士、筆者の3名で会談し、疑問部分の解釈を確認、この後の変更がないことを確認した。土生栄二総務課長に鹿児島で開催予定の医療事故調講演会へ参加してもらうことを約して、合意文書に署名することとなった。

同年3月20日、医療事故調査制度の施行に係る検討会合意「医療事故調査制度の施行に係る検討について」が成った。同日、厚労省は、省内で合意成立の記者発表を行い、筆者らは、日本医療法人協会として、同日、13時30分より、厚労省内日比谷クラブにおいて、記者発表を行った。

3. この項のおわりに

医療事故調査制度の施行に係る検討会はとりまとめに至った。とりあえず、筆者の大きな任務は大きな成果をもって終わった。2015年（平成27年）4月25日、城山観光ホテルにおいて、鹿児島県病院厚生年金基金（現、鹿児島県病院企業年金基金）主催の講演会

「医療事故調査制度の開始に備えるために―医療事故調ガイドライン検討会の議論を読み解くには―」を開催、土生栄二厚労省医政局総務課長、田上喜之同医療安全推進室長補佐、有賀徹医療事故調査制度の施行に係る検討会構成員他錚々たるメンバーを招いて、医療事故調査制度の解説を行った。土生栄二総務課長からは、とりまとめに奮闘した担当課長として、「医療事故調査制度の施行に向けた検討状況及び『医療事故調査制度の施行に係る検討会』とりまとめ（抜粋）」とのタイトルで講演をしてもらった。

第5章　医療事故調査制度近年の問題点

(Ⅰ) 医療事故調査・支援センター広報の問題点

医療事故調査制度のセンターへ報告すべき事例に、「『医療事故』疑い」を含むと思っている人が多くいることに驚いた。『医療事故』の定義は、医療事故調査制度の1丁目1番地であり、医療法第6条の10の条文に明確に示されている。ここで定義されている『医療事故』とは、「当該病院等に勤務する医療従事者が提供した医療に起因し、又は起因すると疑われる死亡又は死産であって、(かつ) 当該管理者が当該死亡又は死産を予期しなかったもの」である。これは、「医療事故調査制度の施行に係る検討会とりまとめ」で4つの分野に区分して図示されており、厚生労働省Q&Aにも踏襲されている。『医療事故』か否かは、「医療に起因する死亡」要件に該当するか否かと、「予期しなかった死亡」要件に該当するか否かのみによって判断するのであって、この2つの要件を共に満たすものが『医療事故』と明確に定義されたのである (図2-2)。すなわち、センターへの報告対象は明確な『医療事故』であり、「『医療事故』疑い」を含んではいない。

一方、「提供した医療に起因し、又は起因すると疑われる死亡又は死産」とあるように、

「医療に起因する死亡」要件には疑い例が含まれている。「医療事故の疑い」のあるものが、報告すべき『医療事故』なのではなくて、「医療に起因すると疑われる死亡又は死産」が『医療事故』になり得るということである。医療に起因するか否かは法令で規定することが難しいことから、管理者判断とされた。「医療に起因する死亡」要件判断段階で疑い例を取り込んだ上で、「予期しなかった死亡」要件と重なった部分を明確に『医療事故』と定義したのである。したがって、センター報告すべき事例は、この『医療事故』に該当したものだけであり、「『医療事故』疑い」ではない。

このように条文で明確に示されているにもかかわらず、なぜ、このような誤解が広まっているのであろうか。医療事故調査制度を正しく伝えるべき、医療事故調査・支援センター（日本医療安全調査機構）が公然と誤解を招くような研修を行っているからである。

2022年12月3日に行われた第3回医療事故調査・支援センター主催研修「医療事故調査制度の現況—中小規模の医療機関の医療事故の特徴—」の資料には、医療者を惑わす記載があった。「当該医療機関における、『医療事故』の判断」という1枚のスライドの中に誤報とも言うべき大きな問題点が2カ所存在している。「『医療事故』の定義」図と、「『医療事故』の判断」フローチャートである（図5-1）。

「『医療事故』の定義」図は、「医療事故調査制度の施行に係る検討会とりまとめ」及び厚生労働省Q&Aの「『医療事故』の定義」図（図2-2）と微妙に異なっている。要件の文言の変容のみでなく、図の『医療事故』の部分に「疑いを含む」との記載がある。これでは『医療事故』疑いが報告対象のように誤解されてしまう。正しくは、「医療起因性要件に疑い例も含む」のであって、報告すべき『医療事故』に疑い例を含むということではない。『医療に起因（疑い含む）する死亡』要件と『予期しなかった死亡』要件の両要件を共に満たすものを『医療事故』と法的に定義したのである。

一方、「『医療事故』の判断」フローチャートは完全な間違いである。一見してわかるようにこのフローチャートには『予期しなかった死亡』要件の入口がない。この研修会のフローチャートをポンチ絵にすると、第2回「医療事故調査制度の施行に係る検討会」事前配布資料の中にあった図（図5－2）と同一となる。この図は、筆者らが間違いを指摘した結果、検討会前日に急遽削除されたものである。

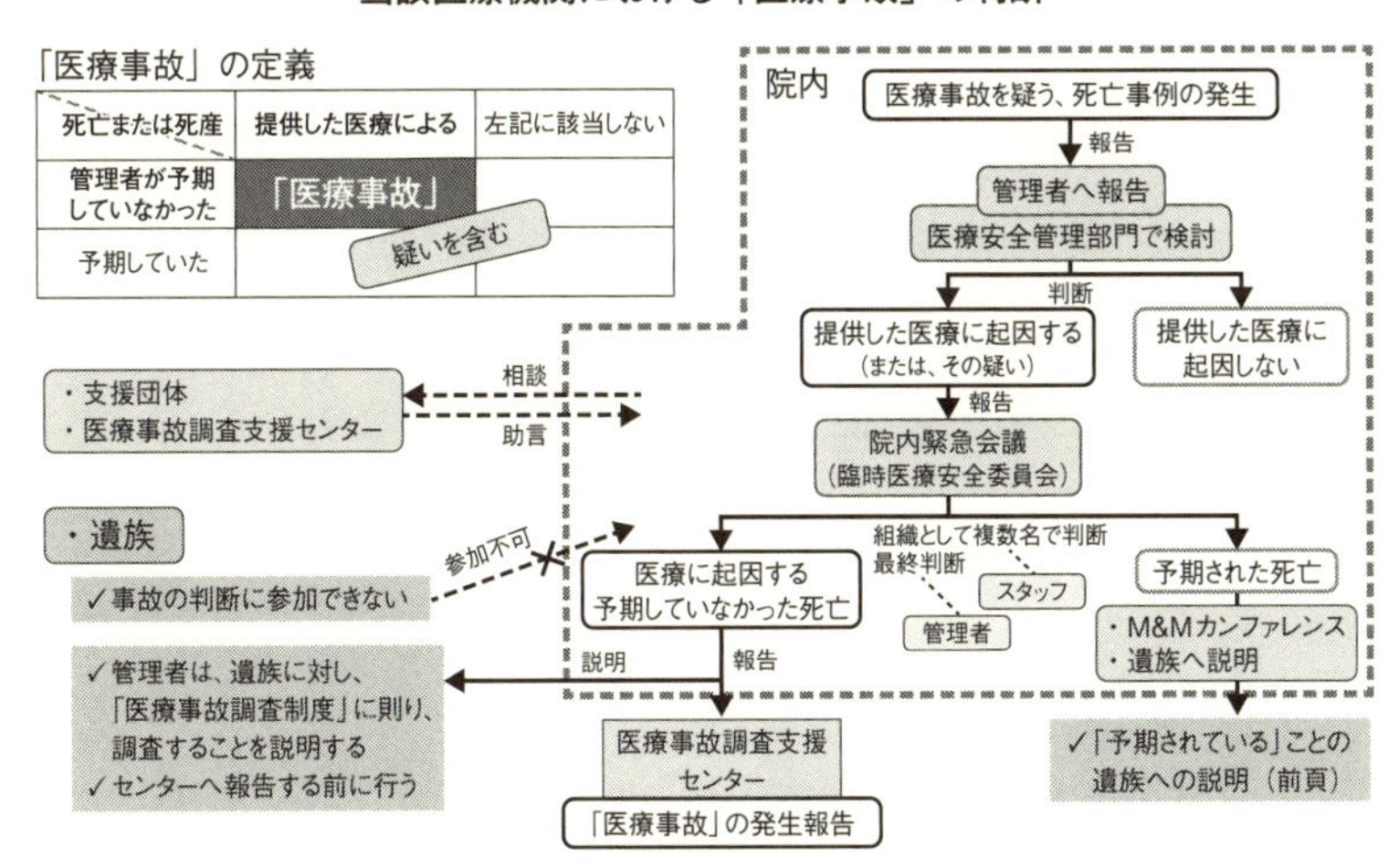

図5-1　医療事故調査・支援センター研修資料引用

厚生労働省は、間違いを修正し、改めて「『医療事故』の定義」図（図2－2）を提示したのである。医療事故調査制度の報告対象事案である『医療事故』とは、『医療に起因する』死亡要件と『予期しなかった死亡』要件をそれぞれ別途独立して検討し、『医療に起因する』死亡要件と『予期しなかった死亡』要件の両要件を共に満たす事案である。これを法的に『医療事故』と定義した。『予期しなかった死亡』要件は省令で第1号から第3号までのいずれにも該当しないと認められたものと明確に規定されたが、『医療に起因する』死亡要件は法的に規定することが困難なため、省令では規定せず、通知でも「判断の支援のための考え方」を示すにとどまり、管理者が判断するものとされたのである。

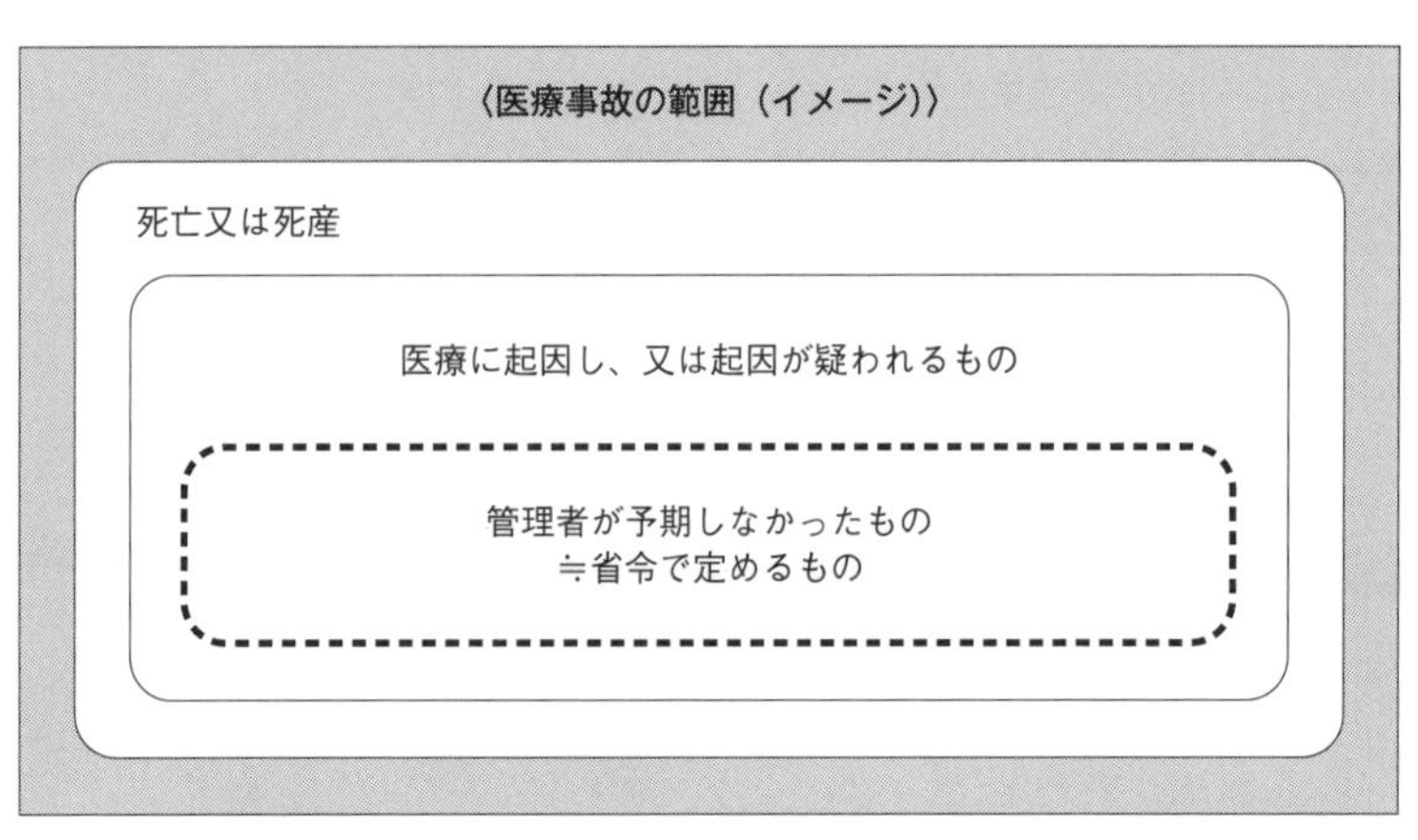

図5-2　医療事故の定義まぼろしの図
（第2回施行に係る検討会事前配布資料として厚労省から提示のあったポンチ絵。医療事故の定義を正しく表していないとして、筆者が厚労省に修正を求めた）

また、2023年12月9日に開催された「令和5年度医療事故調査制度管理者・実務者セミナー」で、「センター報告を行えば裁判官の心証が良くなる」との解説があった。これも誤解を招く指導であろう。医療事故調査制度を運用する日本医療安全調査機構が誤った理解をしているとしか思えない。この発想の底辺には、「センター報告を行わない」=「隠ぺい」との先入観があるのではないだろうか。

医療事故調査制度は「医療の内」の制度であり、「医療安全」の制度である。一方、裁判は「医療の外」の制度であり、「紛争解決」の制度である。この二つは混同してはならない。医療法は、「医療の内」の「医療安全」の制度として「医療事故」という用語を法的に定義した。裁判は「医療の外」の「紛争解決」の手段であり、「医療過誤」か否かが争われるのである。医療事故調査制度の「医療事故」か否かと紛争の争点となる「医療過誤」か否かは、全く個々別々に決められるものである。したがって、「医療事故」であっても「医療過誤」でないケースもあるのと同様に「医療過誤」であって、「医療事故」でないケースもあり得る。

医療事故調査制度の「医療事故」に該当すれば、センターに報告されるのであり、医療事故調査制度の「医療事故」に該当しないケースはセンターに報告されないというだけのことである。ここで、「医療過誤」の有無を問う裁判の話が出てくるはずがない。「裁判官の心証」などという話が出てくるはずもないのである。「裁判官の心証」を持ち出すこと自体、講師が制度を理解していないのではないだろうか。

因みに、念のために記載すれば、日本医療法人協会は、医療事故調査制度の原則①に「遺族への対応が第一であること」を挙げており、本制度外で遺族への説明をしっかり行うべきであると述べている。本制度外で遺族へ発生したことをしっかり説明するのであるから「隠ぺい」ではない。裁判官の心証に関係するのは、センター報告を行ったか否かではなく、本制度外での遺族への説明をしっかり行ったか否かであろう。「センター報告を行えば裁判官の心証が良くなる」というのは、制度無理解による発言である。

　このことは、厚労省が提示した「医療事故に係る調査の流れ」図

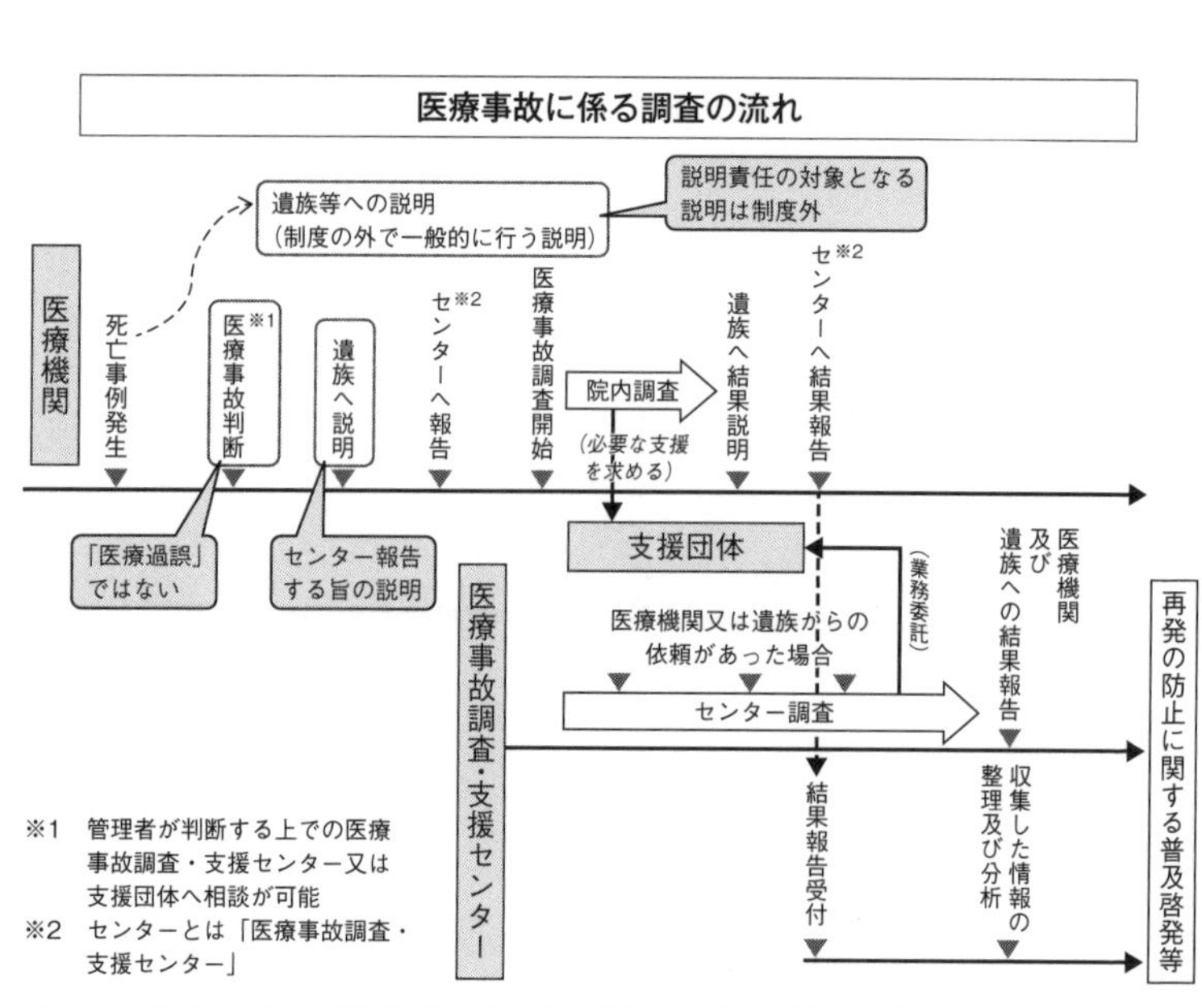

図5-3　新版医療事故調査制度運用ガイドラインP34図　一部修正

（図5－3）で、死亡事例発生直後部分に破線で「遺族等への説明（制度の外で一般的に行う説明）」として、本医療事故調査制度外での遺族等への説明である旨、明記されており、この部分が説明責任に該当する部分である。

（Ⅱ）医療事故調査報告書の公開は禁じ手

2023年9月26日、愛知県愛西市医療事故調査委員会の委員長らは、医療事故調査報告書の全文を公開するとともに、記者会見して、医療事故調査の内容を公表するという、医療事故調査制度が本来想定していなかった違反行為を行った。報告書公開・記者会見は医療事故調査制度の趣旨を逸脱した行為であり、「Second Victim」の発生につながりかねない禁じ手である。これらの行為がセンター中枢に近い人々によって行われたことは大問題であろう。

2022年11月5日、愛西市の集団接種会場で新型コロナワクチン接種後短時間で42歳女性が死亡する事例が発生した。本事例は、極めて特異な事例であったらしい。愛西市は、センター報告すべき「医療事故」事例であると判断し、医療事故調査・支援センターに報告、院内医療事故調査委員会が設置された。

医療事故調査制度は、「医療の内」と「医療の外」を切り分けることにより、「医療の内」の制度、すなわち、医療安全の制度として構築された。WHOドラフトガイドラインにいう「学習を目的とした報告システム」に当たり、「非懲罰性」「秘匿性」「独立性」が求められている。院内事故調査報告書には厳密な匿名化・非識別化が要求されており、他の情報との照合によっても識別できないように加工しなければならない。院内調査結果は、遺族に「口頭又は書面若しくはその双方の適切な方法」で説明することとされており、「医療安全の確保が目的」であることから、第三者への開示は想定されていない。センター調査についても、関係者の厳密な守秘義務が課されており、通知で「本制度の目的は医療安全の確保であり、個人の責任を追及するためのものではない。個別の調査報告書及びセンター調査の内部資料については、法的義務のない開示請求に応じないこと。」と報告書の公表・公開を禁じている。

院内医療事故調査委員会が報告書の公開・記者会見を行うなどはあってはならない。報告書を公表・公開する行為はもとより、記者会見を行うなど言語道断の行為であり、医療事故調査制度の根幹を揺るがしかねない許しがたい行為である。これは、すでに、医療安全の行為ではなく、責任追及の行為であると言わざるを得ない。

愛西市医療事故調査委員会の行為は医療安全とは真逆の医療警察行為である。否、自己負罪拒否特権も黙秘権も無視した人権無視の暴挙である。現に、事故調査報告書の公表を受けて、遺族が提訴、刑事告訴を決断したと報道された。医療事故調査制度で想定していない逸脱行為を行った事故調査委員会の責任は重い。

ましてや、これが何らかの意図を持った組織的行動であったとすれば、この背景を究明する必要があるであろう。というのは、2024年9月4日の日本医療安全調査機構・再発防止委員会で「データを公表してはどうかという意見があり、再発防止のあり方に関する作業部会で検討」との議論が行われているからである。

今回の愛西市医療事故調査委員会の行為は、日本医療安全調査機構の議論からさらに踏み出した逸脱行為であるが、日本医療安全調査機構が医療事故調査報告書の公開を検討していることは明らかである。いまだに、医療事故調査制度はパラダイムシフトして、医療安全の制度として創設されたという認識がなく、第3次試案・大綱案にこだわっている人々がいるということであろう。これらの動きを傍観すべきではない。第3次試案・大綱案がいかに不適切な制度であったかは、あらためて、次章で論考しておきたい。

第6章　制度創設時に立ち返り医療事故調査制度の趣旨を考える重要性

(I) 大綱案(医療安全調査委員会設置法案)と対比し、現在の医療事故調査制度の意義を考える

大綱案は、第3次試案(医療の安全の確保に向けた医療事故による死亡の原因究明・再発防止等の在り方に関する試案)の法律で対応する事項を法律案としてまとめたものである。政省令で対応する事項、委員会が定める実施要領・規則で対応する事項等は含まれていない。したがって、法律成立の暁には、さらに締め付けが出てくることが考えられた。次に、大綱案のポイントを抜粋し、現医療事故調査制度と比較しておきたい。大綱案には、①制度の目的として、医療事故死等の原因を究明するための調査を的確に行わせるために地方委員会を設置、国の機関として○○省に中央委員会を設置する、とある。そもそも、目的文の書きぶりからして、「お上が調査に乗りだす」というものである。外部から医療機関に土足で乗り込んでくるのである。(現医療事故調査制度は、医療機関の管理者が医療事故に該当すると判断したものを、民間団体である医療事故調査・支援センター(《センター》という)に報告するものであり、医療現場で調査を行うことになっている)②遺族は、医療

事故を疑った場合は○○大臣に医療事故調査を行うよう求めることができて、求めがあった場合は直ちに地方委員会が調査を開始する。(現医療事故調査制度は、遺族からセンターに相談があった場合は、相談の内容等を病院の管理者に伝達する)③地方委員会は調査に際し、関係者に出頭を求め、質問する。関係物件の提出を求め、保全命令を出し、移動を禁止する。病院等必要と認めた場所に立ち入る。現場への指定した者以外の立ち入りを禁止する。これは、警察の捜査と同じであろう。「犯罪捜査のために認められたものと解釈してはならない」との一文は、まやかしとしか思えない。犯罪捜査ではないので黙秘は認めないということかもしれない。これでは、自分に不利なことも回答せざるを得ないであろう。警察捜査より人権が守られていない。医療関係者を守る仕組みはどこにもない。徹底的な責任追及である。(現医療事故調査制度は、当該病院等で調査を行うものであり、センターに報告された事例について、医療機関・遺族から依頼があった場合にセンター調査が行われる)④調査報告書は、公表される。(現医療事故調査制度の調査報告書は、個人が特定されないように非識別化され、センターに報告するものであり、遺族への説明は必要であるが報告書の公表は想定していない)⑤地方委員会は、故意疑い、標準的な医療からの著しい逸脱、隠ぺい疑い、類似医療事故の繰り返し等の場合は警察に通知する。(現医療事故調査制度には警察届出規定はない)⑥罰則がある。行為者及び法人の両罰規定である。(現医療事故調査制度に罰則はない)⑦24時間以内に届出を行った場合は、医師法第21条の届出を免ずる。(現医療事故調査制度には、医師法第21条に関する規定はない。現医療事故調査制度は、医師法第21条と切り分けて解決したものであり、医師法第21条の改正問題は含んでいない。しかし、医師法第21条は、別途、法解釈の問題として、既に解決した。第1章参照）

概ねこのような違いがあるが、さらに届出義務のある事例は次のようになっている。①行った医療の内容に誤りがあるものに起因し、又は起因すると疑われる死亡又は死産、②行った医療に起因し、又は起因すると疑われる死亡又は死産であって、その死亡又は死産を予期しなかったものである。一方、現医療事故調査制度の報告対象は、「当該病院等に勤務する医療従事者が提供した医療に起因し、又は起因すると疑われる死亡又は死産であって、当該管理者が当該死亡又は死産を予期しなかったものとして厚生労働省令で定めるもの」となっており、報告範囲は狭くなっている。大綱案は、このほかに、国が医療事故死に該当するかどうかの基準を定め、届出義務違反に対する改善命令、罰則等が定められている。今回、あらためて見返してみて、恐ろしい制度であったなと痛感する。

前述したように、大綱案は、第3次試案の法律該当部分を抜き出したものである。実際の法律となると付随して省令・通知等が出されることとなる。どのような制度になったのであろうかと推測するには、原案である第2次試案、第3次試案が参考となる。ストレートに表現された原案である第2次試案と現医療事故調査制度の比較表を提示しておきたい（表6－1）。省令・通知、委員会規則等が出来上がれば、表の第2次試案に近い制度になっていたのであろう。空恐ろしくなる。結果的に、医療事故調査制度が良い制度として出来上がったことは、後進に誇れることである。

現医療事故調査制度は良い制度であり、これ以上の制度はないと考えている。問題があるとすれば、制度を運用している日本医療安全調査機構（センター）である。現在、日本医療安全調査機構が関わる問題が頻発している。傍観していることの危険に警鐘を鳴らしておきたい。

医療事故調査制度創設とともに、医師法第21条も法解釈の問題で解決した。しかし、今、医療事故調査制度を壊そうとの動きがある。、現在の医療事故調査制度に不満な人々がいるのである。これらの声に押されれば、再び、萎縮医療と医療崩壊のときが訪れかねない。医療事故調査制度から目を離してはならないのである。

現医療事故調査制度と第２次試案の比較

医療事故調査制度	第２次試案
医療安全の確保	反省・謝罪・責任追及
院内調査が基本	中央の専門機関
医療事故は管理者判断	届出義務化・中央で判断、罰則
報告範囲は狭い（年間300人）	報告範囲広い（年間3000人）
警察へ通報はしない	警察へ通報
報告のない事例の調査はできない	センター判断で強制調査
センター調査報告書は公表しない	報告書公表
行政処分ほかで報告書を使用できない	報告書を活用
行政処分に報告書を使用できない	行政処分に報告書を活用
刑事手続に報告書を使用できない	刑事手続に報告書を活用
民事訴訟に報告書を使用できない	民事訴訟に報告書を活用

表6-1　現医療事故調査制度と第２次試案の比較

(Ⅱ) 医療安全のための報告制度と説明責任の報告制度の違いを再確認する

厚労省は、医療事故調査制度に関するQ&Aで、制度の目的は、医療法の「第3章　医療の安全の確保」に位置づけられているとおり、医療の安全を確保するために、医療事故の再発防止を行うことである、と述べている。また、参考として、WHOドラフトガイドラインを引用し、次のように述べている。「医療に関する有害事象の報告システムについてのWHOドラフトガイドラインでは、報告システムは、『学習を目的としたシステム』と、『説明責任を目的としたシステム』に大別されるとされており、ほとんどのシステムではどちらか一方に焦点を当てていると述べています。その上で、学習を目的とした報告システムでは、懲罰を伴わないこと（非懲罰性）、患者、報告者、施設が特定されないこと（秘匿性）、報告システムが報告者や医療機関を処罰する権力を有するいずれの官庁からも独立していること（独立性）などが必要とされています。今般の我が国の医療事故調査制度は、同ドラフトガイドライン上の『学習を目的としたシステム』にあたります。したがって、責任追及を目的とするものではなく、医療者が特定されないようにする方向であり、第三者機関の調査結果を警察や行政に届けるものではないことから、WHOドラフトガイドラインでいうところの非懲罰性、秘匿性、独立性といった考え方に整合的なものとなっています。」

このように、医療事故調査制度は、「学習を目的としたシステム」であり、「説明責任を目的としたシステム」ではない。「医療の内」の制度であり、「医療の外」の制度ではない。「専ら医療安全の制度」であり、「責任追及の制度ではない」。医療事故調査制度で使用される有害事象の名称は、「医療事故」と医療法で規定され、医療法施行規則で、「医療に起因する死亡」要件と「予期しなかった死亡」要件のいずれをも満たすものと定義された。一方、従来から「医療過誤」とは、責任追及、説明責任の用語として、責任の有無に使われている。医療事故調査制度で使われることとなった「予期」という用語も、緩い意味の用語であり、「予見」とは異なる。「予見」とは、責任追及の用語であり、因果経過も含めた具体的な「予見」をいう。医療事故調査制度の目的は、未来志向の再発防止であって、過去の事故の責任追及ではない。

わが国の医療事故調査制度は、専ら医療安全の制度として構築された画期的制度であり、WHOドラフトガイドラインでいうところの「学習を目的としたシステム」に当たり、非懲罰性、秘匿性、独立性といった考え方に整合的なものでなければならない。専ら医療安全の制度である医療事故調査制度に責任追及の概念を持ち込んではならない。一つの制度に二つの機能を持たせてはならないのである。

今、専ら医療安全の制度である医療事故調査制度の根幹に関わることが行われようとしている。事故調査報告書の公表・公開であり、驚くべき事故調査委員長の記者会見である。本来、医療事故調査制度が想定しておらず、非懲罰性、秘匿性、独立性といった原則に反する行為を放置することは、医療事故調査制度を根底から壊す行為であり、医療者を

Second Victim（第二の被害者）として、突き落とす行為である。制度を運営する日本医療安全調査機構の関係者は、責任を自覚して制度を運営してほしいものである。

おわりに

医療事故調査制度創設から約10年が経つ。制度創設まではさらに10年以上があった。医療事故調査制度は、第3次試案・大綱案からパラダイムシフトして現在の医療事故調査制度として出来上がった。私は、第3次試案・大綱案から現在の医療事故調査制度にパラダイムシフトして本当によかったと思っているし、現制度創設に深く関われたことを誇りに思っている。制度創設から約10年が経った今でも、第3次試案・大綱案にノスタルジアを抱いている医療者がいることが不思議でたまらない。彼らは、第3次試案・大綱案をよく検討し、現医療事故調査制度をよく理解した上で、本当に第3次試案・大綱案に戻したいと思っているのだろうか。自分は関係ない、他人事として第3次試案・大綱案を押し付けたがっているのではないだろうか。自分は押し付けるほうであっても、押し付けられるほうではないと思っているのではないだろうか。法律が成立し、政省令が出来上がり、制度が動き出して10年も経って、「大綱案は……」と言わんがための発言の真意を疑ってしまう。

私の地元選出の国会議員に、故保岡興治元法務大臣がいた。弁護士の衆議院議員であった。憲法・死因究明制度等に造詣が深く、バリバリの第3次試案・大綱案論者であった。

私とは全く意見を異にしていた。私は2度ほど、二人で、長時間にわたり、医療事故調査制度について意見交換をしたことがある。一度目は、大綱案が法律となる直前である。私がなぜ大綱案に反対なのかという現場の声を聞くために、私の病院まで話を聞きにきていただいた。この時期は、医師法第21条の脅威をどうするかが主たる論点であり、その対策として医療事故調査制度が注目されていたのである。その直後、大綱案は政権交代によって店晒しとなった。二度目は、再び自民党政権となり、厚労省が強引なとりまとめを行い、「地域における医療及び介護の総合的な確保を推進するための関係法律の整備等に関する法律案」に医療事故調査制度が含まれたときである。私は厚労省案に絶対反対の論陣を張っていたのである。議員は大綱案論者であり、大綱案に深く関与していた。法律家として、大綱案が法体系としていかに美しいかという話をされていた。しかし、医療現場の私の意見を理解してくれた。二度目の意見交換のときは、死因究明制度は死因・身元調査法が成立し、死因究明等推進基本法は時限立法で期限切れの状況のときであった。すでに新しい法体系がスタートしていたので、自論は棚上げにして、現在の法律を基に話をし、当時の厚労省案に問題があるという私の意見に同意していただいた。

なぜ、このように故保岡興治議員の想い出話をしたのか。まだ、「地域における医療及び介護の総合的な確保を推進するための関係法律の整備等に関する法律案」は成立していなかったにもかかわらず、自論を棚上げにしても現在の制度の枠内でやるべきだという基本原則を守ったということを言いたかったのである。

現医療事故調査制度は創設10年になる。医療事故調査制度創設議論の出発点であった医師法第21条の脅威は、法解釈の問題として解決した。この間、この制度を運用する立場にいる医療者が現制度の定着を図ろうとせず、第3次試案・大綱案ノスタルジアに浸っていたことは職務怠慢であろう。あろうことか、医療事故調査制度が想定していなかった事故調査報告書の公表・公開が行われたのみならず、記者会見で「標準的でない」などという評価の公表まで行われた。医療安全の医療事故調査の名の下に、個人責任が追及されているのである。現在の医療事故調査制度でも、関係者の拙劣な運用で医療者に被害者(Second Victim)が発生している。これが、第3次試案・大綱案であればどのような事態になっていたのだろうかと考えると空恐ろしくなる。リスク医療などやってはおれないであろう。制度運営を行っている人々の責任は重い。

前書きに記したように、再度、医療事故調査制度創設時に立ち返るべきときである。「医療事故調査制度の施行に係る検討会」の議論に制度理解の知恵が全て含まれている。このような思いが強く、周囲の人々の勧めもあり、今回改訂版を出版することとした。「医療事故調査制度の施行に係る検討会」の議論が解釈の基である。したがって、初版の第4章をかなり圧縮したが、重要部分は、ほぼ、そのままの形で掲載した。

医師法第21条は、医療事故調査制度創設の動きの原点であるが、今日までにその解釈は確立した。改訂版でも、第1章として、医師法第21条を書き始めとすることにした。

初版出版時は、医療事故調査制度が誤った理解をされぬように議論の経過を書き残すことを主眼とした。10年経って、当初の危惧のとおり、だんだん誤った方向に誘導しようとする動きが明瞭になってきた。改訂版では、これらの誤った誘導を明らかにし、若き医療者が誤った方向に引きずられないようにとの思いで書き綴った。本書が医療関係者の制度理解に少しでも役に立ち、医療事故調査制度が当初想定したとおりに定着することを祈って筆をおきたい。

改訂版出版に際し、ご協力いただいた鹿児島県医療法人協会の方々に感謝申し上げるとともに、制度創設時から今日まで、ご厚誼をいただいている現場の医療を守る会のみなさまに感謝申し上げる。

参考資料

1）小田原良治：医療事故調査制度と医療事故の定義
日本医師会雑誌152（12）、1413-1418、2024、3月号
2）小田原良治：異状死体と医師法第21条
日本医師会雑誌153（2）、199-203、2024、5月号
3）小田原良治：日本医事新報5175号、58-59、2023年7月1日
4）小田原良治：日本医事新報5192号、61-62、2023年10月28日
5）小田原良治：日本医事新報5163号、58-59、2023年4月8日
6）小田原良治：日本医事新報5183号、63-64、2023年8月26日
7）小田原良治：日本医事新報5214号、62-62、2024年3月30日
8）小田原良治：鹿児島市医報741号-748号、2023年11月-2024年6月
9）小田原良治：死体検案と届出義務―医師法第21条問題のすべて―（第1版）、幻冬舎、東京、2020
10）東京地方裁判所八王子支部判決、昭和42年（わ）第4号、判決日付昭和44年3月27日、刑事裁判月報1巻3号、1969、P313
11）高山佳奈子：異状死体の届出義務、医事法判例百選第1版 事例3、有斐閣、東京、2006、P8-9
12）井上清成：癒着胎盤剥離手術と産科医の刑事責任―福島県立大野病院事件、医事法判例百選 第2版、有斐閣、東京、2014、P128-129
13）柳田純一、木内政寛、佐藤喜宣他：「異状死」ガイドライン、日法医誌1994：第48巻5号、P357-358
14）小松秀樹：医療崩壊―立ち去り型サボタージュとは何か―、朝日新聞社、東京、2006
15）厚労省2012年10月26日　第8回医療事故に係る調査の仕組み等のあり方に関する検討部会議事録
https://www.mhlw.go.jp/stf/shingi/2r9852000002pfog.html
16）小田原良治：未来の医師を救う医療事故調査とは何か、幻冬舎、東京、2018年12月18日

17）2014年6月10日参議院厚労委員会議事録（小池晃議員質問）
https://kokkai.ndl.go.jp/#/detail?minId=118614260X01920140610¤t=1、096-098
18）2019年3月13日衆議院厚労委員会議事（橋本岳議員質問）
https://www.shugiin.go.jp/internet/itdb_kaigiroku.nsf/html/kaigiroku/009719820190313003.htm
19）小島崇宏：異状死体の届出義務
医事法判例百選第3版 事例2、有斐閣、東京、2023、P6-7
20）北川佳世子：横浜市大患者取違え事件
医事法判例百選第2版 事例73、有斐閣、東京、2014、P156-157
21）大塚裕史：杏林大学病院割箸看過事件
医事法判例百選第2版 事例58、有斐閣、東京、2014、P126-127
22）勝又純俊：人工心肺装置操作ミス事件
医事法判例百選第3版 事例52、有斐閣、東京、2022、P112-113
23）中島和江訳：患者安全のための世界同盟　有害事象の報告・学習システムのためのWHOドラフトガイドライン　情報分析から実のある行動へ　へるす出版、東京、2011年10月20日
24）厚労省　医療事故調査制度の施行に係る検討会　2014年11月14日～2015年3月20日
https://www.mhlw.go.jp/stf/shingi/other-isei_228657.html
25）日本医療法人協会医療事故調ガイドライン（現場からの医療事故調ガイドライン検討委員会最終報告）2014年10月
https://www.mhlw.go.jp/file/05-Shingikai-10801000-Iseikyoku-Soumuka/0000073487.pdf
26）厚労省 「医療事故調査制度の施行に係る検討会」における取りまとめについて　2015年3月20日
https://www.mhlw.go.jp/stf/shingi2/0000078202.html
27）小田原良治：当協会講演会で医療事故調査制度を厚労省と再確認（医療事故調査制度を再確認する―歴史の証人と行政との対話）　鹿児島県医

療法人協会会報、2023年8月、P2-7
28）厚労省塩崎大臣閣議後記者会見 2016年4月12日10時52分
https://www.mhlw.go.jp/stf/kaiken/daijin/0000121129.html
29）厚労省 リスクマネージメントスタンダードマニュアル作成委員会編：リスクマネージメントマニュアル作成指針
https://www.mhlw.go.jp/www1/topics/sisin/tp1102-1_12.html
30）厚労省医政発第0921001号
医療法施行規則の一部を改正する省令の一部の施行について（2004年9月）（mhlw.go.jp）
https://www.mhlw.go.jp/topics/bukyoku/isei/i-anzen/2/kaisei0409/
31）制度運営上の現状と課題
一般社団法人日本医療安全調査機構から参照資料5-1
https://www.medsafe.or.jp/uploads/uploads/files/soumu01/R01unei/01/01_02_shiryo/shiryo05-1.pdf
32）医療事故調査制度の現状と課題
全国医学部長病院長会議から参照
https://www.ajmc.jp/pdf/20200507.pdf
33）Sosuke Kimura：Medical Accident Investigation System in Japan Third Global Ministerial Summit on Patient Safety 2018、2018年4月13日、東京
https://www.medsafe.or.jp/uploads/uploads/files/summit-slide.pdf
34）厚生労働省医政局政策統括官（統計・情報システム管理、労使関係担当）：令和6年度版死亡診断書（死体検案書）記入マニュアル
35）「医療事故調査制度の現況―中小規模の医療機関の医療事故の特徴―」第3回医療事故調査・支援センター主催研修、2022年12月3日
36）日本医療法人協会医療事故調運用ガイドライン作成委員会編：医療事故調運用ガイドライン：へるす出版、東京、2015年9月25日
37）鹿児島県医療法人協会創立55周年記念事業
院内医療事故調査マニュアル：幻冬舎、東京、2019年5月14日

著者紹介

小田原良治（おだわら　りょうじ）

昭和22年生まれ。昭和47年鹿児島大学医学部医学科卒業。昭和48年鹿児島大学第一外科入局。昭和56年医学博士。日本医療法人協会常務理事、日本医療法人協会医療安全調査部会（現医療安全部会）長、厚労省「医療事故調査制度の施行に係る検討会」構成員を歴任。現在、医療法人尚愛会・社会福祉法人佳成会理事長、鹿児島県医療法人協会会長、日本医療法人協会常務理事・医療安全部会長、鹿児島県病院企業年金基金理事長、鹿児島市医師会医療事故調査制度サポートセンター委員長他。著書に、『医療事故調運用ガイドライン』（共著、へるす出版）、『Ｑ＆Ａ医療事故調ガイドブック』（共著、中外医学社）、『「医療事故調査制度」早わかりハンドブック』（共著、日本医療企画）、『医療事故調査制度対応マニュアル』（共著、日経メディカル）、『新版医療事故調査制度運用ガイドライン』（共著、幻冬舎）がある。

改訂版 未来の医師を救う 医療事故調査制度とは何か

2025年2月27日　第1刷発行

著　者　　小田原良治
発行人　　久保田貴幸

発行元　　株式会社 幻冬舎メディアコンサルティング
〒151-0051　東京都渋谷区千駄ヶ谷4-9-7
電話　03-5411-6440（編集）

発売元　　株式会社 幻冬舎
〒151-0051　東京都渋谷区千駄ヶ谷4-9-7
電話　03-5411-6222（営業）

印刷・製本　中央精版印刷株式会社
装　丁　　弓田和則

検印廃止

ISBN 978-4-344-69217-6 C0047
幻冬舎メディアコンサルティングＨＰ
https://www.gentosha-mc.com/